매일 숙면

못 자는 이유부터 잘 자는 방법까지
매일 숙면

ⓒ 주은연 2024

1판 1쇄 2024년 2월 21일
1판 4쇄 2025년 10월 10일

지은이 주은연
펴낸이 유경민 노종한
펴낸곳 유노라이프
기획마케팅 1팀 우현권 이상운 **2팀** 최예은 전예원 김민선
디자인 남다희 허정수
기획관리 차은영
펴낸곳 유노콘텐츠그룹 주식회사
법인등록번호 110111-8138128
주소 서울시 마포구 동교로17안길 51, 유노빌딩 3~5층
전화 02-323-7763 **팩스** 02-323-7764 **이메일** info@uknowbooks.com

ISBN 979-11-91104-87-5(13510)

- ― 책값은 책 뒤표지에 있습니다.
- ― 잘못된 책은 구입한 곳에서 환불 또는 교환하실 수 있습니다.
- ― 유노북스, 유노라이프, 유노책주, 향기책방은 유노콘텐츠그룹의 출판 브랜드입니다.

못 자는 이유부터 잘 자는 방법까지

매일 숙면

每 / 日 / 熟 / 眠

주은연 지음

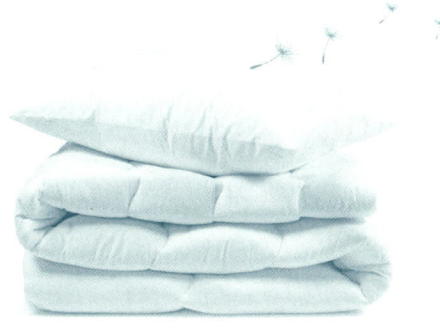

유노
라이프
LIFE

｜ 일러두기

1. 참고한 문헌 및 자료는 책 뒤에 목록으로 정리해 두었으며, 본문에는 *기호로 표시해 두었습니다.
2. 수면과 관련된 전문 용어는 모두 붙여서 표기했습니다.

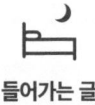

들어가는 글

당신은 어떤 잠을 자고 있나요?

지난 10여 년 동안 대한민국을 포함한 전 세계의 수면 건강에 대한 인식은 그전과 비교할 수 없을 만큼 높아졌습니다. 2010년을 기점으로 스마트폰이 전 국민에게 보급되면서 불면 환자가 폭발적으로 증가했지요. 스마트폰으로 수면에 대한 정보와 지식도 늘었지만, 그만큼 야간 사용도 증가하면서 불면이 늘어난 것입니다.

이러한 변화에 맞춰 2018년 하반기부터 수면다원검사가 국가 의료보험 급여 제도에 포함되었습니다. 기존 대학병원을 중심으로 운영되던 수면 클리닉이 1차 의료 기관, 즉 개인의

원에서 앞다퉈 개설되면서 지금은 1차 의원 수면 클리닉이 훨씬 더 많습니다. 이런 시류에 따라 수면 건강에 관심을 갖고, 수면 문제를 치료하고자 병원을 찾는 사람들의 수도 매년 비약적으로 늘어나고 있습니다.

이 책은 제가 지난 10여 년 동안 여러 대중 강연, 유튜브, 텔레비전 프로그램에서 '잘 자는 잠은 무엇인가', '어떻게 해야 잘 잘 수 있는가'라는 주제로 강의한 내용을 총정리한 것입니다. 가능한 쉬운 말로 실제 현장에서 경험한 사례를 제시하여 이해를 돕고자 했습니다. 그럼에도 어려운 의학 용어가 일부 섞여 있는데, 이는 수면을 이해하기 위해 필요한 최소한의 도구이므로 독자들의 너그러운 양해를 구합니다.

신경과 의사로 그리고 수면 의사로 살아온 지 어느덧 20년이 넘어갑니다. 매년 6,000명 정도의 환자를 만나고 있습니다. 그중 약 1,000명은 수면장애 신규 환자이니, 그동안 2만 명 이상의 수면 환자들을 만난 셈이네요.

제가 그분들을 진료하며 배운 수면에 대한 지식과 경험은 책으로 공부한 그 어떤 앎보다 깊고 넓습니다. 새내기 의사 시절 얄팍한 교과서 지식으로 환자들을 대했던 때가 부끄러울 뿐입니다. 지금 알고 있는 것을 그때 알았더라면, 좀 더 많은 환자에게 도움을 줄 수 있지 않았을까 하는 아쉬움을 늘 가슴에 품고 살았습니다. 이 책을 쓰면서 그 아쉬움을 조금은 떨쳐 낼 수 있었습니다.

  이 책이 부디 수면장애를 겪고 있는 분에게 그리고 그분들을 진료할 후배 의사들에게 실질적인 도움이 되기를 고대합니다.

수면의학 신경과전문의
주은연

• 목차

들어가는 글   당신은 어떤 잠을 자고 있나요?   • 005

1장
진짜 '숙면'은 따로 있다

당신이 원하는 '꿀잠'의 비밀	• 015
잠에 대한 잘못된 속설	• 021
수면 구조와 수면 사이클	• 028
악몽은 왜 꾸는 것일까?	• 034
나이에 따라 다른 수면 시간	• 039
잠이 부족하면 생기는 증상들	• 044
수면 품질을 떨어뜨리는 것들	• 049

2장
당신이 밤마다 잠 못 드는 이유

원인은 불량한 생활 습관이다	• 063
주말과 주중의 수면 시차	• 072
저녁형 인간? 아침형 인간?	• 078
우울과 불면의 상관관계	• 086

3장
'건강한 잠'은 어떤 잠일까?

규칙적인 수면 습관의 중요성	• 095
나만의 생체시계 맞추기	• 099
슬기로운 빛 노출 전략	• 103
운동이 보장하는 좋은 잠	• 109
수면을 돕는 최고의 방법, 단식	• 113
짧은 낮잠이 커피보다 낫다	• 117
침실을 적절한 온도로	• 121
나만의 취침 루틴 만들기	• 124
수면 일기로 수면 상태 파악하기	• 128

4장
불면의 시대에 꼭 필요한 수면 진료

나는 수면장애 환자일까? • 135
진료를 받기 전 꼭 확인해야 할 것들 • 138
수면다원검사의 진행 과정 • 151

5장
여성과 남성의 수면은 다르다?

잠 못 이루는 여성이 많은 이유 • 163
여성 호르몬이 수면에 미치는 영향 • 170
육아하는 엄마는 항상 잠이 부족하다 • 176
완경 후 달라지는 여성의 수면 • 185
갱년기 불면증은 이렇게 나타난다 • 192

6장
나이 들수록 점점 더 못 자는 이유

밤잠 못 자는 시니어들의 고민 • 199
노년기 불면은 기준이 다르다 • 204
6시간보다 못 자면 치매가 온다? • 211
자다가 깨서 화장실에 자주 가는 이유 • 216
잠꼬대일까, 렘수면 행동장애일까? • 222

7장
매일 건강한 잠을 위한 수면 처방전

코를 골면 잘 잔다는 착각 • 231
수면무호흡증에 효과적인 상기도 양압기 • 240
다리가 불편해도 뇌의 문제, 하지불안증후군 • 245
불면증의 원인은 매우 다양하다 • 251
잠에 예민한 사람을 위한 치료법 • 257
스트레스는 수면에도 치명적이다 • 264
불면증 환자들의 흔한 오류 • 271

감사의 글 • 277
참고 문헌 • 279
찾아보기 • 283

1장

진짜 '숙면'은 따로 있다

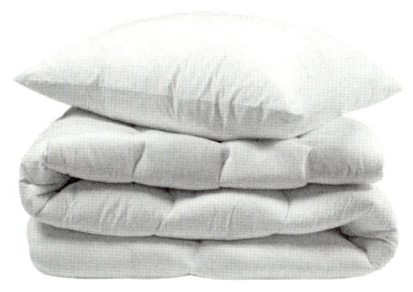

당신이 원하는 '꿀잠'의 비밀

우리는 지금 불면의 시대에 살고 있습니다. 많은 사람들이 잠을 제대로 자지 못한다고 괴로움을 호소합니다. 제가 진료를 보는 신경과에도 수많은 환자분들이 수면 문제 때문에 방문합니다.

국민건강보험공단에 따르면 우리나라 국민 3분의 1이 인생에서 한 번쯤 또는 지금 수면 문제를 겪고 있다고 합니다. 다음에 나오는 표를 보면 2015~2020년 불면증 환자의 증가 추세를 확인할 수 있습니다. 매년 약 50~60만 명의 환자가 불면증 치료를 받는 꼴이니, 생각보다 심각한 상태이지요.

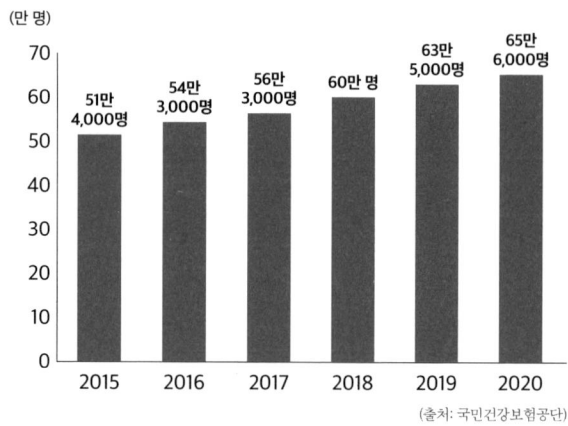

좋은 잠을 자기 위한 조건

대중 매체에서는 '꿀잠', '굿 슬립', '숙면'과 같은 용어들이 난무하며, 너도나도 잘 자기를 갈망합니다. 그렇다면 도대체 사람들이 원하는 좋은 잠은 무엇일까요? 보통 사람들은 아래의 네 가지 조건이 충족되면 좋은 잠으로 평가합니다.

- 한 번도 깨지 않고 아침까지 쭉 잔다.
- 상쾌하게 일어난다.
- 꿈 없이 깊게 잔다.
- 아무 때나 내가 원하는 시간에 원하는 만큼 잔다.

우리는 이 네 가지 조건을 모두 만족해야만 잘 잤다고 믿습니다. 저렇게 잠을 자지 못하면 '나는 잠을 잘 자고 있지 않구나'라며 안타까워하지요. 과연 그럴까요? 단언컨대, 이 조건을 모두 갖춘 잠을 잘 수 있는 연령은 초등학교 고학년까지일 것입니다.

10여 년 전만 해도 중학생까지는 앞에서 말하는 '완벽한 잠'이 가능했습니다. 그러나 2007년 스마트폰이 처음으로 등장하고, 2010년을 기점으로 전 국민에게 보급되면서 남녀노소 하루 종일 스마트폰을 들여다보는 세상이 되었지요. 스마트폰은 인류에게 무한한 정보와 즐거움의 세계를 열어 주었으나, 동시에 불면의 바다로 빠지게 만들었습니다.

물론 스마트폰이 아니더라도 모든 사람들이 갈망하는 저 완벽한 조건의 잠은 40대 이후로는 도달하기 어렵습니다. 사람이 나이가 들어 신체 기능이 바뀌듯, 뇌의 노화에 따라 수면 양상이 변하기 때문입니다.

필요로 하는 수면 시간도 연령에 따라 달라집니다. 게다가 각자가 느끼는 잠에 대한 만족도는 실제 잠의 품질과는 다른 경우가 많습니다. 결국 우리가 추구해야 하는 잠은 나에게 맞는 '건강한 잠'이며, 이로써 심신의 건강을 유지하고 삶의 활력을 얻을 수 있습니다.

그렇다면, 건강한 잠이란 무엇일까요?

- 충분한 수면 시간
- 양질의 수면 품질
- 적절하고 규칙적인 수면-각성 주기

이 세 가지 요소가 하나도 부족함 없이 모두 충족되는 잠이 바로 우리가 궁극적으로 추구해야 하는 건강한 잠입니다.

건강하게 자면 얻어지는 것들

그렇다면 우리는 왜 건강한 잠을 자야 할까요? 매일 밤 잠이 들면 다음과 같은 중요한 기능을 충족하기 때문입니다.

1. 몸의 성장과 회복을 돕는다

성장기 아동은 자는 동안 키가 쑥쑥 자라며, 아프거나 다쳐도 잠만 잘 자면 금방 회복됩니다. 암 환자 회복 클리닉에서도 수술 또는 항암 치료 후 잘 자는 것을 강조합니다.

깊은 잠은 성장 호르몬의 분비를 촉진시켜서 몸을 구성하는 단백질 생성을 돕고, 아미노산의 분해를 막아 줍니다. 양질의 잠을 자는 동안 동화 작용에 관여하는 호르몬이 분비되어 뼈와 적혈구를 형성하는 등 상처의 빠른 치유와 회복을 돕습니다.

2. 면역 기능을 유지한다

자는 동안 우리 몸은 외부 감염 물질에 대항하는 항체를 만들어서 신체를 보호합니다. 잠이 부족하거나 품질이 나쁘면 면역 반응이 떨어져서 여러 질환에 쉽게 걸리고 치료도 잘 되지 않습니다.

3. 신체대사를 조절한다

자는 동안 에너지를 보존하여 다음 날 활동에 대비할 수 있습니다. 일반적으로 우리 몸은 자는 동안 음식을 섭취하지 않아도 혈당 수치가 정상으로 유지되는데, 이것은 수면 중 신체의 포도당 소모가 현저히 줄기 때문입니다.

4. 뇌 건강, 특히 기억력 보존을 돕는다

우리가 깨어 있을 때 뇌 활동에 의해 쌓인 뇌 폐기물들은 자는 동안 뇌 안의 공간을 통해 뇌척수액으로 빠져나갑니다. 만약 지속적으로 잠을 못 자면 뇌 청소가 제대로 되지 않아 위험하지요. 아밀로이드 같은 부산물이 쌓이게 되고, 나중에 알츠하이머 치매에 걸릴 가능성이 높아집니다.

또한 낮에 활동하면서 들었거나 학습한 정보는 깊은 잠을 자는 동안 뇌 안의 해마에 저장됩니다. 그런데 이 깊은 잠이 부족하면, 정보가 제대로 저장되지 않기 때문에 다음날 꺼낼 정보가 없습니다. 따라서 기억력이 떨어진다고 느끼지요. 다행히 수면장애에 의한 기억력 저하는 알츠하이머 치매와 같은 뇌 퇴행성 질환과 달리, 수면장애가 호전되면서 부분적으로나마 회복이 가능합니다.

잠에 대한
잘못된 속설

그럼 현대인들은 왜 그렇게 잠에 집착할까요? 우리는 매일 미디어에서 잠을 잘 자지 못하면 발생할 수 있는 수많은 질병에 대한 정보를 접합니다.

"잠을 못 자면 중풍에 걸린다."
"수면제를 먹으면 치매가 생긴다."
"잠꼬대가 심하면 파킨슨병에 걸린다."

하지만 이러한 정보는 일부는 맞고 일부는 틀립니다. 수면에 대한 관심이 증가하고 좋은 잠을 추구하려는 사회 분위기는 수면 의사 입장에서는 환영할 일입니다. 하지만 거름망 없이 전달되는 잘못된 정보로 인해 많은 사람들이 자신의 잠에 대해 과도하게 신경 쓰게 되었습니다. <u>잘못된 지식이 강박이 되어 오히려 수면에 문제가 생기거나 악화되는 사례도 자주 목격합니다.</u>

건강한 잠에 대한 오해

과연 미디어에서 말하는 잠에 대한 정보는 다 사실일까요? 흔히 말하는 건강한 잠에 대한 잘못된 상식 몇 가지를 살펴보겠습니다.

1. 죽은 듯이 잔다

20세기 전까지 잠은 삶과 죽음 사이에 놓인 '무정동의 상태'로 알려져 있었습니다. 잠의 역할에 대한 지식이 거의 없었지요. 그러나 20세기 이후 과학이 눈부시게 발전하고 뇌파 장비가 개발되어 자고 있는 사람의 뇌 활동을 추적할 수 있게 되었습니다. 이로 인해 수면 중 뇌가 매우 활발하게 기능한다는 사실을 발견합니다.

이후 본격적으로 잠을 연구하면서 잠은 여러 뇌신경이 체계적으로 관여하면서 매우 정밀하게 이루어지는 복잡한 신경망의 작업임을 알게 되었습니다. 잠은 낮 동안 우리 몸에 쌓인 정신적, 육체적 피로를 풀어 줍니다. 아무런 활동이 없는 상태가 아닌 다음 날을 위한 중요한 활동이 끊임없이 이루어지는 과정이지요.

2. 코를 골면서 잔다

옛 노래 중 "어머니 코 고는 소리… 편안하게 주무시는구나"라는 가사가 있습니다. 이는 완경 이후 여성들에게 흔히 발생하는 '수면호흡장애'를 묘사한 내용입니다. 수면호흡장애는 잠의 품질을 떨어뜨리고 심장 및 뇌혈관 질환을 일으키는 대표적인 수면 질환으로, 편안한 잠과는 거리가 멉니다. 따라서 '코를 골면서 편히 주무신다'라는 말은 사실과 다르지요.

3. 젊을 때처럼 푹 자고 싶다

"푹 잘 수 있는 약은 없나요? 잠만 잘 자면 소원이 없어요. 그런 약을 먹으면 지금 내가 겪는 통증, 무기력, 피로감, 모두 다 좋아질 것 같아요."

노년기 환자들은 흔히 푹 잘 수 있는 약이 필요하다고 호소합니다. 그런데 안타깝게도 '깊은 잠(논렘수면 3단계)'을 유도하는 수면 약은 현재까지 없으며 앞으로도 개발이 쉽지 않을 것 같습니다. 대부분의 수면 약은 '잘 깨지 않는 잠(논렘수면 2단계)'으로 이끌어 3~4시간 정도 유지시키는 역할을 할 뿐입니다. 그래서 수면 약을 복용하면 잠은 잔 것 같은데 머리가 무겁고 상쾌하지는 않다고 느껴지지요.

또한 나이를 거슬러 예전 20~30대 때처럼 잠을 자는 것은 불가능합니다. 이런 설명을 하면 많은 환자들이 실망하지만, 본인 연령대에 맞는 잠을 잘 수 있도록 돕고 그에 만족하도록 설득하는 것이 수면 의사의 올바른 역할입니다.

4. 잠이 안 올 때는 약보다 술이 낫다

대단히 잘못된 이야기입니다. 알코올은 뇌를 취하게 하여 잠들기 쉽게 만들어 줍니다. 알코올은 첫 잠에서 발생하는 렘수면을 억제하고 잘 깨지 않게 만들기 때문에 깊은 잠을 잔다고 착각할 수도 있습니다. 하지만 3~4시간 뒤에 발생하는 새벽 잠이 렘수면을 반동적으로 강화시켜서 호흡을 불안정하게 만들고 잠을 깨우는 결과를 불러일으킵니다.

무엇보다 장기적으로 알코올을 섭취했을 때 뇌 신경망이

망가져서 결국은 불면이 초래되지요. 또한 수면호흡장애를 발생시켜서 심각한 합병증까지 유발합니다. 당연히 알코올성 치매도 포함됩니다. 불면증을 극복하려면 불면의 원인을 밝히고 그에 맞는 적절한 치료를 해야 합니다. 절대로 술에 의지하여 자면 안 됩니다.

5. 잠을 못 자면 중풍에 걸린다

중풍은 '뇌졸중'의 다른 말입니다. 뇌 혈관이 막히거나(뇌경색), 터지는(뇌출혈) 질병을 의미합니다. 이로 인해 신경학적 손실(언어 장애, 운동 장애, 감각 장애, 균형 장애, 보행 장애 등)이 발생하고 때로는 부분적으로 후유증이 남는 중증 질환입니다. 만성적으로 잠이 부족하거나 잠의 품질이 나쁘면 뇌졸중을 유발하는 대사성 질환(고혈압, 고지혈증, 당뇨 등)의 위험을 높이므로 당연히 뇌졸중의 발생 가능성이 높아지지요.

따라서 '잠을 못 자게 하는 원인들이 뇌졸중의 위험성을 높인다'라고 이해해야 합니다. 수면호흡장애 같은 불면의 원인이 되는 질환이 체내 산소포화도를 떨어뜨려 뇌혈관을 손상시키고, 이 과정으로 뇌졸중이 발생할 수 있다는 뜻입니다. '정신생리성 불면증'이나 '하지불안증후군'에 의한 불면증은 뇌졸중을 일으킨다는 증거는 희박합니다. "잠을 못 자면 중풍에 걸린다"라는 말은 반을 맞고 반은 틀립니다.

6. 수면제를 먹으면 치매가 생긴다

잠을 못 자면 중풍에 걸린다는 오해와 거의 비슷한 맥락입니다. 수면 약 자체가 건강한 뇌를 손상시켜서 치매를 발생시키지는 않습니다. '수면 약을 만성적으로 먹어야 하는 뇌의 상태가 치매에 취약하다'라는 표현이 더 정확하지요. 불면을 일으키는 원인, 수면호흡장애 또는 이로 인한 만성적인 '수면 박탈 상태'가 치매의 위험성을 높인다고 해석해야 합니다. 따라서 수면 약을 먹는 행위 자체가 아니라, 수면 약을 먹어야 하는 상황에 더 집중하고 그 문제를 찾아 해결하는 쪽으로 가는 것이 중요합니다.

7. 잠꼬대가 심하면 파킨슨병에 걸린다

단순 잠꼬대와 구별되는 '렘수면 행동장애'라는 수면 질환이 있습니다. 다수의 연구를 종합*하면, 렘수면 행동장애 발생 5년 뒤 33.5퍼센트, 10.5년 뒤 82.4퍼센트, 14년 뒤 96.6퍼센트 정도가 신경퇴행성 질환인 파킨슨병 또는 파킨슨증후군으로 진행되었습니다.

그러나 잠꼬대가 곧 렘수면 행동장애인 것은 아닙니다. 단순 잠꼬대, 수면호흡장애로 인한 '허위 렘수면 행동장애'도 있습니다. 일반인들이 봐서는 구별하기 어렵지요. 또한 이 두 질환은 신경퇴행성 질환으로 이어질 가능성이 거의 없습니다. 반드시 의사와 상의하고 정확한 진단을 받아야 합니다.

수면 구조와
수면 사이클

　잠은 뇌의, 뇌에 의한, 뇌를 위한 과정이라는 명제*가 과언이 아닐 만큼 뇌가 중요한 역할을 합니다. 우리의 수면은 뇌의 각성계와 수면계에 의해 유기적으로 조절되며 '각성, 얕은 잠, 깊은 잠, 꿈 잠'으로 구성됩니다.

　보통 우리는 얼마나 깊게 자는지에만 집중합니다. 하지만 <u>'잘 잤다', '못 잤다'를 하룻밤에 깊은 잠이 얼마나 있었는지로만 평가하는 것은 잘못된 평가입니다. 얕은 잠, 중간 깸 또는 꿈이 없는 잠은 불가능합니다.</u> 네 단계의 수면 사이클이 얼마나 순조롭게 반복되는지가 건강한 잠의 기준입니다.

수면의 네 가지 단계

앞으로 이야기할 다양한 수면장애와 질환을 이해하기 위해서 수면 단계에 대한 기본 지식을 설명해 보려고 합니다. 아래 그림을 참고하며 저와 함께 잠을 잘 준비를 해 볼까요?

정상인의 수면도는 하룻밤에 4~5회의 수면 사이클이 반복되며, 첫 번째 수면 사이클에서 깊은 잠(논렘수면 3단계)이 집중적으로 발생합니다. 새벽으로 갈수록 렘수면이 증가하지요.

1. 논렘수면 1단계

눈을 감습니다. 잠이 들락날락하는 선잠 상태가 됩니다. 이때의 뇌파는 깨어 있을 때보다 확실히 느립니다. 눈동자도 천천히 좌우로 움직입니다. 이 선잠을 '논렘수면 1단계(N1)'라

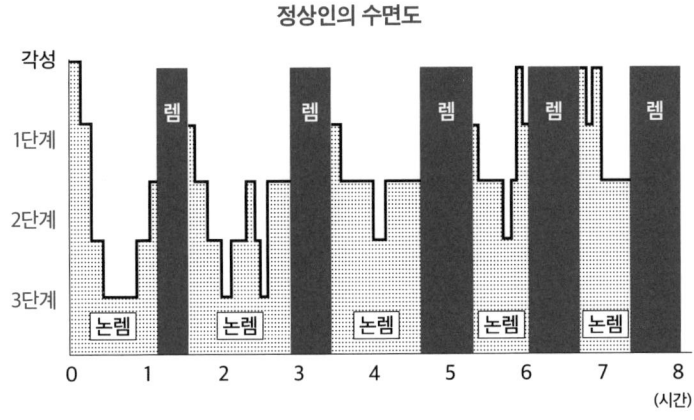

고 합니다. 흔히 말하는 선잠, 얕은 잠이 이 단계입니다.

사람에 따라 얕은 잠을 자면서 질문에 대답도 가능하기에 각성 상태로 오해할 수 있지만, 뇌파로는 엄연한 수면 상태입니다. 논렘수면 1단계는 성인의 경우 전체 수면의 10퍼센트 미만인 것이 좋습니다. 논렘수면 1단계가 길어지면 우리는 선잠을 잤다고 느끼게 됩니다.

2. 논렘수면 2단계

논렘수면 1단계에서 완전히 깨어나지 않으면, '논렘수면 2단계(N2)', 진정한 잠으로 들어갑니다. 이제는 말을 시켜도 깨지 않고, 외부 자극에 대한 반응이 더 줄어듭니다. 호흡과 맥박이 안정화되고, 뇌파에서 '방추파'와 'K-복합체파'라는 특이한 파형이 출현합니다. 성인의 경우 논렘수면 2단계가 전체 수면의 45~60퍼센트 정도를 차지합니다.

3. 논렘수면 3단계

논렘수면 2단계가 어느 정도 지속되면 '논렘수면 3단계(N3)', 소위 깊은 잠으로 진입합니다. 논렘수면 3단계 뇌파는 매우 느리고 진폭이 큰 서파로 구성되며, 호흡과 맥박은 더 느려지고 뇌 활동성도 감소합니다. 진정한 깊은 잠을 의미하지요. 성장 호르몬이 분비되고 에너지가 축적되며 낮에 들었던 정보와 지식이 뇌 안에 차곡차곡 저장됩니다. 성인 전체 수면의 10~15퍼센트 남짓을 차지하는데, 안타깝게도 나이가 들거나 수면 질환이 생기면 가장 먼저 줄어드는 수면 단계입니다.

논렘수면 1~3단계의 가장 큰 역할은 근골격계 피로를 회복시키고, 사실 기반 정보를 저장하는 것입니다.

4. 렘수면

논렘수면 3단계에서 다시 2단계 수면을 거치거나 아니면 곧장 '렘수면' 단계로 진입합니다. 눈동자가 양쪽으로 빠르게 움직이기 때문에 렘수면(Rapid eye movement sleep, R)으로 이름 붙여졌습니다. 렘수면에서 우리 몸은 눈동자 근육과 호흡 근육 그리고 온몸의 힘이 완전히 빠지는 무긴장 상태, 즉 이완 상태가 됩니다. 매우 특이한 수면 단계이지요.

논렘수면 1~3단계까지는 뇌 활동이 현저하게 떨어지는데, 이는 뇌의 활동을 시각적으로 보여 주는 양전자 방출 단층촬영 검사*에서 밝혀졌습니다. 렘수면으로 넘어가면 다시 뇌 활동이 증가하고, 이는 마치 깨어 있는 상태와 유사한 정도로 활동적입니다.

렘수면에서는 논렘수면 단계와 다르게 활발한 정신 활동과 신체 활동이 동반됩니다. 심박수와 호흡수가 증가하고 불규칙해지지요. 원래 수면무호흡증이 있었다면 호흡장애가 더 악화되는 기간입니다. 렘수면 동안 생생한 꿈을 꾸기 때문에 '꿈 잠'이라고 부르기도 하지요. 만약 이때 근육이 이완 상태가 아니라면 꿈속의 행동을 그대로 해서 옆 사람 또는 본인이 다칠 수도 있습니다.

렘수면 상태에서는 체온 조절이 잘 되지 않습니다. 안데르센의 《성냥팔이 소녀》를 보면 추운 겨울날 소녀가 행복한 꿈을 꾸다가 동사하는데, 이것은 렘수면 동안의 체온 조절 장애를 보여 주는 대목이라고 할 수 있습니다. 렘수면은 성인의 경우 전체 수면의 20~25퍼센트를 차지하고 나이가 들어도 잘 줄어들지 않습니다.

렘수면의 가장 중요한 역할은 정신적 피로 회복과 감정 재조정, 창의적 문제 해결, 정보 저장, 기억력 강화를 돕는 것입니다.

이렇게 '각성 - 논렘수면 1단계 - 논렘수면 2단계 - 논렘수면 3단계 - 렘수면'까지의 과정을 수면 사이클이라고 하며, 약 90~120분 정도 소요됩니다. 이 수면 사이클이 하룻밤에

4~5회 반복되는 과정이 우리의 잠입니다. 논렘수면 3단계는 첫 번째이거나 드물게 두 번째 수면 사이클에서만 발현되며 새벽으로 갈수록 렘수면이 증가합니다. 따라서 깊은 잠으로만 6시간 내내 자고 싶다는 소망은 가능하지도 않을 뿐더러 좋은 잠도 아닙니다.

악몽은
왜 꾸는 것일까?

"밤새 꿈에 시달려요. 잠을 잔 느낌이 안 들어요."

"꿈만 꾸다 깨요. 꿈이 없어져야 푹 잘 것 같아요."

"꿈을 꾸긴 했는데 내용은 잘 기억이 안 나요."

"악몽이 심해요. 죽은 사람들이 자꾸 나와서 잠을 못 자겠어요."

수면 클리닉에서 환자들을 진료하다 보면 꿈에 대한 질문이 참 많습니다. 그런데 <u>꿈 잠, 즉 렘수면은 감정을 순화시키고 기억력을 강화시켜 주는 매우 중요한 수면 단계입니다.</u> 정신 건강을 위해서도, 기억력 강화를 위해서도 반드시 필요합니다. 또한 '꿈을 꿨다'라는 것은 '잤다'라는 뜻이기도 하지요. 꿈을 꾼 시간도 모두 수면 시간에 포함시켜야 합니다.

하지만 여기서 악몽과 나쁜 꿈은 결이 조금 다릅니다. 악몽은 병적인 상황에 의해 꾸는 경우가 많습니다. 따라서 악몽과 나쁜 꿈은 구별해서 생각해야 합니다.

꿈을 유독 많이 꾸는 이유

어렸을 때부터 꿈을 많이 꾼다고 느끼는 사람들이 있습니다. 꿈을 기억하기도 하고, 기억하지 못하기도 하지만 잠만 들면 꿈을 꾼다고 이야기합니다.

하지만 일상생활에 지장이 없고 낮에 졸리거나 피곤하지 않다면 큰 문제가 되지 않습니다. 꿈을 잘 기억하고 못하고는 타고난 성향입니다. 수면다원검사를 해 봐도 딱히 렘수면이 증가했거나 렘수면 동안 각성이 더 높지도 않습니다. 그다지 신경 쓰지 않아도 됩니다.

그렇다면 왜 꿈이 많다고 느낄까요? 실제로 나에게 필요한 시간보다 더 길게 잠을 자게 되면 꿈을 많이 꾼다고 여깁니다. 수면다원검사를 해 보면 수면 효율, 즉 잠자리에 든 전체

시간 중 실제로 잠을 잔 시간의 비율이 떨어져 있고, 각성도 증가된 경우가 많습니다. 이럴 때는 침상에 누워 있는 시간을 30분에서 1시간씩 줄이면 잠도 깊어지고, 꿈도 덜 꾸게 됩니다. 이것이 바로 '수면제한법'입니다.

또한 렘수면 동안 자주 깰 때에도 꿈을 많이 꾼다고 느낄 수 있습니다. 이때 가장 간단하게 할 수 있는 치료는 카페인 음료를 줄이거나 끊는 방법입니다. 확실히 덜 깨게 되어 꿈에 대한 호소도 줄어듭니다. 최소 1개월 이상 카페인 음료를 중단했음에도 꿈이 너무 많다고 느낀다면 수면호흡장애와 같은 수면 질환으로 인해 각성이 잦아지기 때문일 수 있습니다. 원인을 찾아낼 수 있는 수면다원검사가 필요합니다.

이러한 설명을 충분히 해도 "꿈을 없애 주세요"라고 호소하는 환자들이 있습니다. 삼환계 항우울제나 선택적 세로토닌 재흡수 억제제를 장기 복용하면 렘수면이 줄어들어 꿈도 실제로 줄어듭니다. 하지만 꿈과 함께 기억력도 떨어지기 때문에 추천하지 않는 방법이지요.

악몽과 나쁜 꿈은 다르다

악몽은 꿈을 꾸다가 놀라서 깨는 증상을 말합니다. 깨어나서도 한동안 가슴이 두근거리고 땀이 나고 심박동이 증가하는 자율신경 항진증을 동반하지요. 의학적으로 의미를 갖는 것은 악몽이며 대개 수면 질환, 스트레스, 불안, 우울, 통증, 약물 부작용 등에 의해 발생합니다. 원인을 밝혀 치료해야 합니다.

이때 악몽과 나쁜 꿈은 차이가 있습니다. 아침에 지난 밤 꿈의 내용이 불쾌했다는 기억이 나는 것은 악몽이 아닌 나쁜 꿈입니다. 나쁜 꿈은 질병보다는 스트레스에 의한 것이 많고 대개는 일시적이어서 취침 전 명상이나 걱정 노트 작성 등으로 호전될 때가 많습니다.

2021년 발표된 국내의 한 코호트 연구에서 2,940명에게 악몽에 관한 설문지 조사를 시행했습니다. 전체의 2.7퍼센트가 악몽을 경험했고, 그중 70대가 6.3퍼센트로 가장 많았다고 합니다. 특히 사별했거나 무직, 수입원이 적을수록 악몽을 더 많이 꾸었습니다. 우울증은 4.35배, 스트레스는 3.16배, 자살 사고의 경우 3.45배 위험성을 보여서 각별한 주의를 요한다고 보고했습니다.

제 개인적 경험으로는 70~80대 환자들이 악몽을 호소하는 경우가 많았습니다. 우울증이나 스트레스가 없는 경우도 꽤 있었지요. 악몽 환자들에게 수면다원검사를 해 보면, 중등도 이상의 수면호흡장애가 동반되고 렘수면 동안 유독 자주 깨는 양상을 보였습니다. '상기도 양압기 치료'를 시작하면 대부분 악몽을 포함한 꿈 자체가 줄어들어 훨씬 편안하게 잠을 잘 수 있습니다. 만약 악몽을 꿔서 일상이 불편할 정도라면 전문 치료를 받기를 권합니다.

나이에 따라 다른
수면 시간

수면 시간, 수면 단계, 수면 주기 등에 영향을 주는 가장 강력한 요인은 바로 '연령'입니다. 아이들이 자는 모습을 보고 '잠이 들면 업어 가도 모른다'라고 표현하기도 하지요. 소아기에는 논렘수면 3단계가 30퍼센트 이상을 차지하기 때문에 매우 깊게 자고 잘 깨지도 않습니다. 반면 19세가 넘어가면서 논렘수면 3단계가 점차 줄어들어 65세가 넘어가면 10퍼센트를 넘기가 쉽지 않습니다.

흔히 '나이가 들어 깊은 잠이 없어졌다'라고 하는데, 맞는 말입니다. 나이가 들수록 얕은 잠이 늘어나고 깊은 잠은 줄어듭니다. 그렇다면 나이가 들면서 렘수면 상태가 전체 수면의 20~25퍼센트 정도만 차지하는데, 왜 꿈을 많이 꾼다고 느낄까요?

이는 수면 중 각성이 증가하기 때문입니다. 나이가 들수록 여러 요인으로 잠에서 자주 깹니다. 수면 질환 때문일 수도 있고, 잠을 유지하는 힘이 약해져서 그럴 수도 있습니다. 갑자기 꿈이 많아졌다면, 렘수면이 늘어났다기보다는 그 기간에 더 자주 깨기 때문입니다. 나이가 들면서 달라지는 수면 변화는 다음과 같습니다.

- 자주 깬다.
- 얕은 잠이 증가하고 깊은 잠은 감소한다.
- 수면 단계 사이 이동이 잦다.
- 수면 사이클 횟수가 줄어든다.
- 수면 시간은 크게 줄지 않는다. 다만 야간 수면이 줄고 낮잠 또는 졸음이 늘어난다.
- 너무 일찍 자고 일찍 깬다.
- 수면 호르몬인 멜라토닌 분비량이 감소하고 외부 멜라토닌 투여에 대한 감수성도 떨어진다.

2009년 미국수면재단에 따르면, 64~84세 노년층의 24퍼센트는 고혈압, 고지혈증, 당뇨, 심장 질환과 같은 질병을 최소 네 종류 이상을 겪고 있고, 그중 80퍼센트가 수면장애를 호소한다고 합니다. 따라서 저와 같은 수면 의사라면 연령에 따른 자연스런 수면의 변화와 병적인 상태를 구분하여 적절한 조언과 조치를 취할 것입니다.

하루에 몇 시간을 자야 할까?

그럼 우리는 도대체 몇 시간을 자야 할까요? 정답은 '사람마다 다르다'입니다.

앞에서 언급한 미국수면재단은 공신력 있는 미국의 비영리 단체이며 수면 관련 건강 문제에 대한 전문가 의견을 전 세계에 제공합니다. 이곳에서 몇 년에 한 번씩 미국 내 수면 관련 학회 전문가들과 함께 연령에 따른 적정 수면 시간을 발표합니다. 이 권고안을 바탕으로 미국 초등학교의 등교 시간을 늦추는 모습을 보여 주기도 했지요.

다음에 나오는 표는 2021년에 수정 발표한 권고안을 정리한 내용입니다. 생후 3개월까지는 하루 14~17시간의 수면(낮잠 포함)이 필요하고 4개월부터 11개월까지는 12~15시간을 자

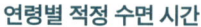

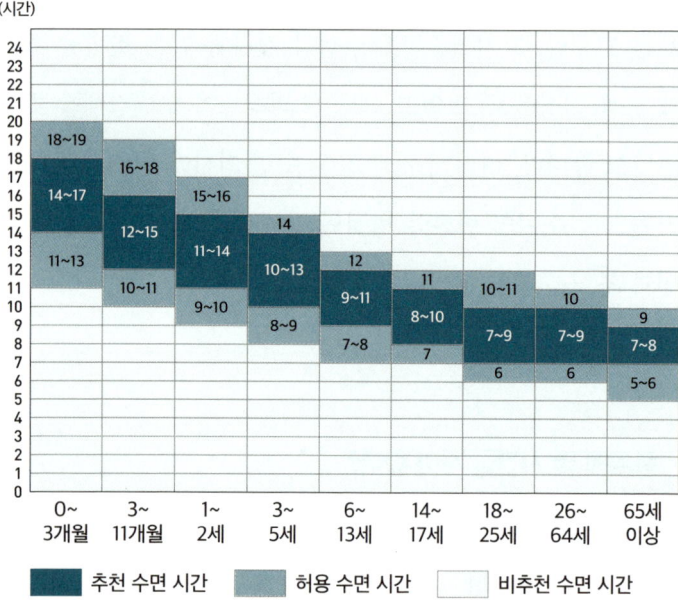

야 합니다. 1~2세의 경우 하루 11시간, 11~14시간, 3~5세는 10~13시간, 6~13세는 9~11시간의 수면을 취해야 한다고 강조합니다.

중·고등학생에 해당되는 14~17세는 어떨까요? 무려 8~10시간의 밤잠이 필요하다고 하네요. 그러나 2020년 한국청소년정책연구원 보고에 따르면 한국 학생의 평균 주중 수면 시간은 중학생 7시간 21분, 고등학생 6시간 3분으로 미국수면협회 기준은커녕 OECD 평균 8시간 22분보다 훨씬 짧습니다.

18~25세 성인은 일 7~9시간을, 65세 이상은 7~8시간 정도를 권고합니다. 다만, 표를 보면 개인별 허용 수면 시간의 범위가 제시되어 있습니다. 성인은 6~10시간까지, 65세 이상은 5~9시간까지 가능합니다. 사람마다 필요로 하는 적정 수면 시간이 다를 수 있다는 사실을 인정했다는 증거이지요.

좀 더 현실적으로 말하자면 다음 날 졸음이 없어서 나의 활동(직장 생활, 사회생활, 학교생활 등)에 지장을 주지 않는 평균 평일 수면 시간을 나의 최적의 수면 시간으로 생각하면 됩니다. 휴일의 수면은 대개 보상 심리로 오래 자는 경향이 있어서 평일 수면과 합산하지 않습니다.

잠이 부족하면
생기는 증상들

 수면 시간이 부족하면 어떠한 일이 벌어질까요? 우선 사고 체계가 느려지고, 반응이 무뎌지며 집중력과 기억력이 떨어집니다.

 자신이 맡은 일을 잘 해내던 사람도 무언가 결정하거나 판단하기 어렵고 실수가 잦아집니다. 에너지가 없어 무기력함을 자주 느끼고, 감정 기복이 심해지면서 스트레스나 환경 변화에 대처하기 어려워서 짜증을 자주 내기도 합니다. 이에 따라 교통사고, 작업장의 안전사고의 위험성도 당연히 늘어나지요.

수면 부족이 인지 기능을 떨어뜨린다

2012년 제 연구실에서 6명의 건강한 성인에게 24시간 동안 밤을 새우게 한 뒤 스트레스 호르몬 농도와 집중력, 각성도 변화를 비교하는 실험*을 했습니다.

24시간 수면 박탈 후 코티솔, 에피네프린, 노르에피네프린과 같은 스트레스 호르몬이 급격히 증가했으며, '지속수행검사'라는 집중과 기억 테스트의 정답률은 감소하고 오답률이 급격히 증가했습니다. 특히 수행 단계가 올라갈수록, 검사가 어려워질수록 오답률 차이가 컸습니다.

<u>단 하루라도 잠을 자지 못하면 스트레스 호르몬 분비에 영향을 끼치고 인지 기능을 떨어뜨릴 수 있다는 점은 주목할 일입니다.</u> 게다가 비교적 쉬운 작업(지속수행검사 1단계)에서도 오

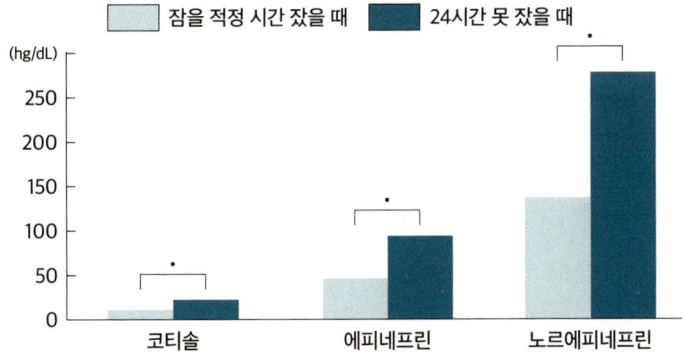

수면 박탈 후 호르몬 변화

류가 발생한다는 점은 야근과 교대 근무를 하는 근로자들에게 작업장 실수와 안전사고의 위험이 늘 도사릴 수 있음을 의미합니다.

수면 부족이 다양한 질병을 유발한다

수면 부족이 만성적으로 진행되면 어떻게 될까요? 신체의 거의 모든 기능에 나쁜 영향을 준다고 봐야 합니다. 정신 건강을 해치고, 면역력을 떨어뜨려 각종 질환에 취약하게 만듭니다. 통증에 예민해져서 쉽게 통증을 느끼고 더 아픕니다. 당연히 진통제 섭취량이 늘어나지요.

다음에 나오는 세 개의 그래프는 대규모 코호트 연구 결과를 정리한 것입니다. 수면 시간이 7~8시간일 때 당뇨병, 우울증 발생률 그리고 사망률이 가장 낮았습니다. 수면 시간이 7시간보다 짧거나 9시간보다 길어지면 각 질환의 위험도는 높아지는데, 이는 거의 모든 질환에 공통적입니다.

또한 치매와 관련하여 '아밀로이드 베타'라는 물질에 집중할 필요가 있습니다. 아밀로이드 베타는 낮 동안의 뇌 활동에 의해 만들어지는 부산물로, 자는 동안 뇌가 제거해야 하는 독성 물질입니다.

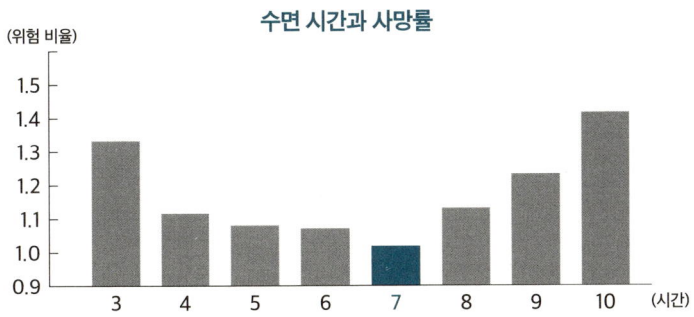

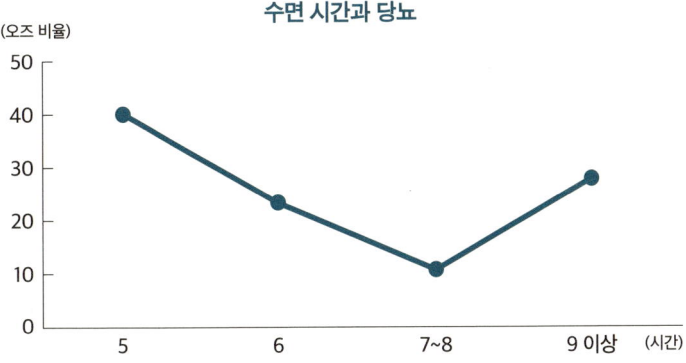

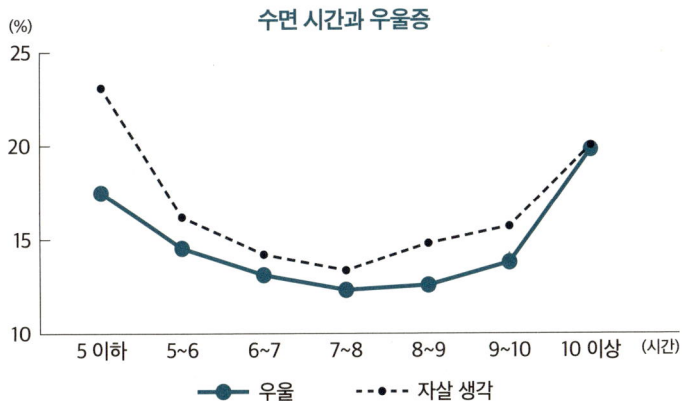

알츠하이머 치매 환자의 뇌 여러 곳에는 아밀로이드 베타가 존재합니다. 치매 증상이 심할수록 아밀로이드 분포 범위도 넓어지지요. 놀랍게도 야간에 깨어 있는 시간이 길수록, 즉 밤에 잠을 잘 못 자거나 밤낮이 바뀌어 생활하는 시간이 길수록 뇌 안의 아밀로이드 베타 물질의 축적이 늘어납니다.

노인 수면 연구[*]에서 6시간 이하로 잔다고 대답한 그룹이 '7~8시간 잔다'라고 보고한 그룹에 비해 뇌 안의 아밀로이드 베타 축적량이 훨씬 더 많았습니다. 반면에 9시간 이상 잔다고 보고한 그룹의 아밀로이드 베타 축적량은 7~8시간 잔 그룹과 차이가 없었지요.

정리하자면 수면 시간이 만성적으로 부족하면 심각한 전신 질환 발생이 증가하고 수명이 단축되며 치매의 위험성이 높아집니다. 즉, 잠은 우리 생명과도 아주 밀접한 연관을 가진 중요한 활동입니다.

수면 품질을
떨어뜨리는 것들

 나이 들수록 수면 사이클 사이 연결고리가 약해지면서 잠이 끊어져 조각 잠을 자게 됩니다. 자주 깨며 다시 잠들기가 어렵습니다. 수면무호흡증, 수면 중 다리떨림증과 같은 수면 질환도 더 많이 발생하지요.

 나이 듦은 우리 모두가 겪는 삶의 경로이므로 피할 수는 없습니다. 하지만 <u>잠에 대해 충분히 이해한다면 불편한 변화를 기꺼이 수용하면서 그 안에서 최선의 건강한 잠을 찾아 나갈 수 있을 것입니다.</u>

 나이를 제외한 수면 품질 저하 요인에는 무엇이 있을까요?

바로 잘못된 생활 습관을 꼽을 수 있습니다. 특히 젊은 세대 수면장애 원인의 대부분을 차지합니다.

잘못된 음주 습관이 불면을 유발한다

잘못된 생활 습관의 첫 번째는 알코올입니다. 알코올이 수면을 방해한다는 사실을 모르는 분들이 많습니다. 실제 잠이 잘 오지 않아서 술을 마시기 시작하는 분들도 꽤 됩니다.

우리나라 알코올 섭취량은 다른 나라와 비교했을 때 높은 편에 속합니다. 주류 소비량은 15세 이상 인구 1인당 순수 알코올 소비를 기준으로 측정합니다. WHO의 통계에 따르면 2019년 기준 한국인의 연간 알코올 소비량은 8.7리터입니다. 전 세계 평균 연간 알코올 소비량이 5.8리터임을 감안하면 전 세계적으로 봐도 한국은 연간 알코올 소비량이 많은 국가에 속하지요.

2023년 9월 미국수면재단의 보고서에 따르면 남자는 하루 2잔 이내, 여자는 1잔 이내의 음주(저용량 알코올)가 수면 품질을 9.3퍼센트 낮춘다고 합니다. 남자 하루 2잔, 여자 하루 1잔의 음주(중등도 용량 알코올)는 24퍼센트, 남자 하루 2잔 이상, 여자 하루 1잔 이상(고용량 알코올)의 음주는 수면 품질을 무려

39.2퍼센트나 떨어뜨린다고 하네요.

알코올은 뇌를 진정시키는 효과를 가지고 있기 때문에 잠에 쉽게 들게 합니다. 하지만 체내에 흡수된 알코올은 정상적인 수면을 망가뜨립니다. 정신적 피로를 풀어 주고, 감정을 순화시키는 역할을 하는 반면, 수면 초반부의 렘수면을 억제합니다.

또한 알코올은 수면 중 호흡장애를 더 악화시켜서 산소포화도를 더 심하게 떨어뜨립니다. 시간이 지나 알코올이 체내에서 점차 씻겨나가면서 수면 중 후반부의 렘수면을 반동적으로 증가시키고, 이로 인한 호흡장애가 더 악화되어 잠을 더 자주 깨게 하는 등 수면의 품질이 악화됩니다.

2016년 제 연구팀은 683명의 남성을 대상으로 12개월 동안 알코올 섭취량과 수면 품질, 무호흡 심각도, 대사성 질환 사이의 관련성을 조사*했습니다.

수면 클리닉을 방문한 남성의 무려 78.9퍼센트인 539명이 정기적으로 술을 마셨으며, 45.2퍼센트인 230명은 주 13잔 이상을 마시는 '알코올 사용 장애' 수준이었습니다. 당연히 고용량 알코올 섭취자의 40.5퍼센트에서 복부 비만, 고혈압, 고혈당이 동반되었습니다. 또한 알코올이 심각한 수면호흡장애를 유발한다는 사실도 알 수 있었습니다. 다음에 나오는 표

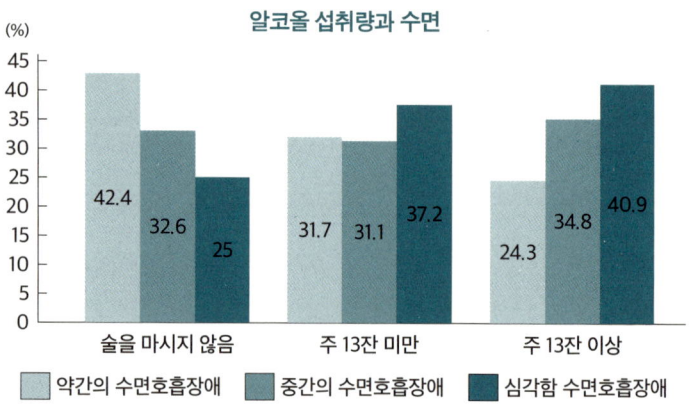

를 참고해 보면 비음주자에 비해 수면호흡장애는 2배 이상 많았으며, 수면 품질은 가장 나빴습니다.

문제의 심각성은 음주자들의 인식이었습니다. 술을 많이 마시는 사람일수록 주 13잔(약 소주 2병)의 음주는 사회적으로 용인되는 수준이며, 결코 알코올중독으로 여기지 않았습니다. 음주는 사회생활에 반드시 필요하기 때문에 어쩔 수 없이 마시는 것이고, 마음만 먹으면 언제든지 술을 끊을 수 있다고 자신했습니다.

하지만 그동안 우리의 뇌는 급속도로 노화되고 수면은 돌이킬 수 없을 만큼 망가집니다. 무엇보다 회복이 불가능합니다. 건강한 잠과 삶을 위해 술은 지금 당장 즉시 중단하는 것이 맞습니다.

과한 카페인은 건강한 잠을 방해한다

잘못된 생활 습관의 두 번째는 '카페인'입니다. 수많은 매스컴에서 카페인의 효능을 찬양합니다. '심장에 좋다', '뇌졸중을 예방한다', '항암 성분도 들어 있다'라고 보도하기도 하지요. 다양한 조사에서 통계적으로 의미 있게 나타나는 지표들도 많습니다. 관건은, '임상적으로 어떻게 해석하는가'입니다. 이전의 연구 결과가 잘못되었다는 것은 아니지만, 확실한 점은 카페인은 '수면 건강에는 치명적'입니다.

특히 우리나라는 '커피 공화국'이라고 불릴 만큼 커피 소비를 많이 하는 나라입니다. 세계 시장조사 기관 유로모니터에 따르면 2020년 각국의 연간 커피 소비량이 프랑스 551잔, 한국 367잔, 미국 327잔, 일본 280잔, 중국 9잔으로 한국은 세계 2위였습니다. 전 세계 평균이 161잔이라고 하니, 두 배 이상이네요. 한국인 5,500만 명이 하루에 한 잔 이상의 커피를 마신다고 생각할 수 있겠지요.

그렇다면 하루에 커피 몇 잔 정도가 적당할까요? 수면 의사로서 자주 받는 질문입니다. 사실 사람마다 카페인에 대한 감수성이 다르므로 일괄적으로 말하긴 어렵습니다. 잠들기까지 걸리는 시간 역시 사람마다 타고난 고유의 특성입니다.

대개 남성들이 여성보다 잠드는 것이 더 쉽습니다. 카페인에 좀 더 예민한 여성들은 늦은 오후나 저녁에 커피를 마시면 잠들기 어렵고 가슴이 두근거리기 때문에 자연스럽게 늦은 시간에 커피 마시기를 피합니다. 반면, 남성들은 자기 직전까지 커피를 마셔도 잘 잔다고 자신하는 분들이 많습니다.

하지만 카페인 민감성은 나이에 따라 점점 변합니다. 40세를 지나면서 카페인에 대한 뇌의 반응성이 달라지지요. 잠든 뒤에도 계속 깨게 만들고 깊은 잠으로 진입하는 것을 방해합니다. 왠지 꿈도 많아진 것 같고 아침에 너무 일찍 깨니 전체 수면 시간이 줄어든 기분을 받게 하지요. 기상할 때 근육의 피로가 하나도 풀리지 않아 온몸이 뻐근하다면 모두 카페인의 잔여 효과입니다.

다음에 나온 그림은 카페인이 수면에 어떤 영향을 끼치는지를 알 수 있는 자료입니다. A는 카페인 음료를 전혀 마시지 않은 남성의 수면도입니다. 수면 사이클의 분포가 조화롭고 잠에서 잘 깨지 않아 우수한 수면 품질을 보이지요.

B는 매일 커피를 3잔씩 마시는 남성의 수면도입니다. 잠은 쉽게 드나, 특별한 원인이 없어도 계속 깨어납니다. 논렘수면 3단계(N3)가 거의 없고, 렘수면(R)도 감소했으며, 논렘수면 1단계(N1)와 논렘수면 2단계(N2)만 반복되고 있지요.

카페인 양에 따른 수면도

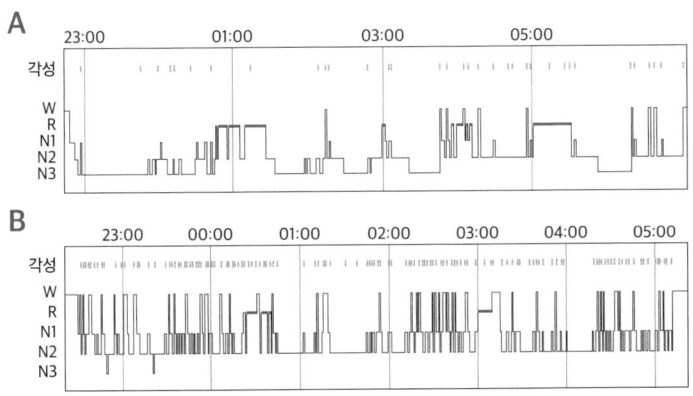

 조금이라도 잠에 불만이 있는 분들이나 '잠들기 어렵다', '자주 깬다', '다음날 아침 개운치 않다', '낮에 피곤하고 졸리다'라고 느끼는 분들은 오늘부터 카페인을 중단해 보세요. 커피, 녹차, 홍차, 보이차, 콜라, 에너지 음료, 초콜릿 등 모두 다 포함됩니다. 최소 2주 이상 끊어야 합니다.

 처음에는 카페인 금단 증상이 생겨서 짜증나고 졸리고 더 피곤하게 느껴집니다. 두통이 생기는 경우도 있지요. 하지만 그 기간만 잘 넘기면 어느 순간 잠들기도 수월해지고 선잠이 줄어듭니다. 잠의 품질이 좋아지고 깊은 잠을 자게 되니 상쾌한 아침을 맞이하게 됩니다.

빛이 나의 잠을 방해한다

잘못된 생활 습관의 세 번째는 바로 '빛 공해'입니다. 저녁 시간에 거실과 침실의 조명을 환하게 켜 두는 것도 문제입니다다만, 무엇보다 치명적인 빛 공해는 자기 직전까지, 심지어 침대 안에서도 보고 있는 '스마트폰 빛'입니다.

2021년 제 연구팀은 야간 스마트폰 사용이 수면과 일주기 리듬에 미치는 영향을 조사˚했습니다. 스마트폰을 하루 종일 보는 불면증 환자를 모집하여 저녁 6시부터 밤 12시까지 30분 간격으로 타액을 뱉어 수면 유도 호르몬인 멜라토닌 농도를 측정했습니다. 멜라토닌은 정상적인 취침 시간 2~3시간 전부터 폭발적으로 분비가 늘어나면서 밤새 높은 농도로 분비되다가 아침 해가 뜰 무렵부터 급격히 떨어지는 양상을 보이는 내인성 호르몬입니다.

첫 번째 실험은 평소처럼 저녁 6시부터 자기 직전까지 스마트폰을 보게 하고, 두 번째 실험은 같은 시간 동안 스마트폰 없이 어두운 조명에서 책을 보면서 시간을 보내게 했습니다.

멜라토닌 분비 시각과 농도는 스마트폰 사용에 따라 어떻게 달라졌을까요? 다음에 나오는 표에서 확인할 수 있듯이 놀랍게도 저녁 시간 내내 스마트폰을 사용한 날의 멜라토닌 분비 시각은 스마트폰 미사용 날에 비해 30분 지연되었고

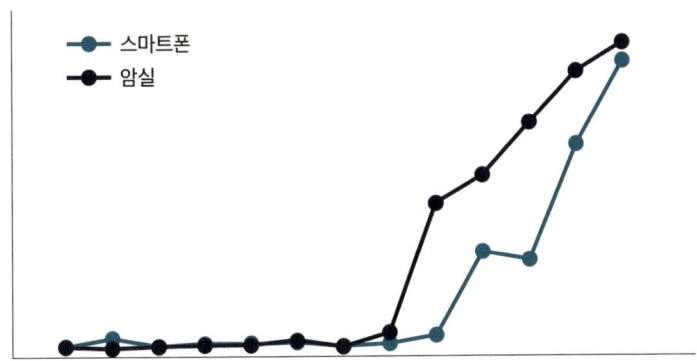

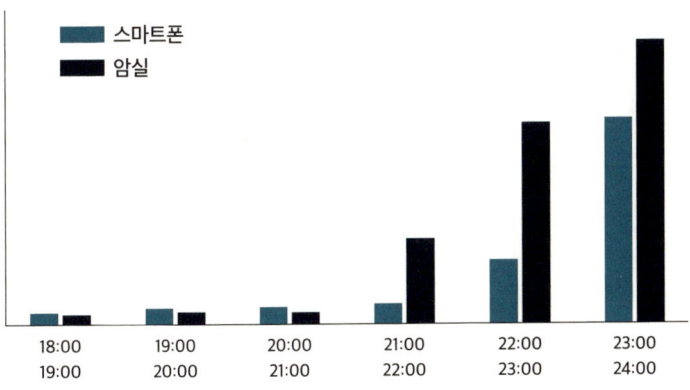

(21:30 → 22:00), 멜라토닌 분비량은 47.07퍼센트 감소했습니다. 30분 차이가 별거 아닌 것처럼 느껴지시나요? 잠드는 데 걸리는 시간을 10분 앞당기기 위해 다국적 제약 회사들은 수천억 원의 돈을 투자합니다.

저녁 시간의 빛 노출은 수면 유도 호르몬인 멜라토닌의 분비 시각을 늦춰 잠들기 어렵게 만들고, 분비량을 줄여서 잠의 품질도 떨어뜨립니다.

수면에 도움이 되는 최적의 빛 찾기

과연 스마트폰 빛만 우리의 수면을 방해할까요? 모든 전자 기기는 청색광, 녹색광, 적색광과 같은 다양한 파장의 빛을 방사합니다.

그중 흔히 블루라이트라고 말하는 청색광(450~495나노미터)에 대한 경고를 많이 들어보셨겠지요. 청색광의 짧은 파장이 선택적으로 멜라토닌 분비를 억제하여 잠 드는 것을 방해합니다. 요새는 스마트폰 스크린에 청색광을 걸러 내는 필터를 내장하여 시력과 수면을 보호한다고 홍보하기도 하지요.

2020년 제 연구팀은 LED 광원 대비 청색광을 3분의 1로 줄인 유기발광다이오드(OLED) 광원이 멜라토닌 분비 저하를 줄이는지 확인하기 위한 실험*을 했습니다. 정확한 비교를 위해 한 피험자당 세 조건(암실, 천장 OLED 조명, LED 조명)을 교차 실험했습니다.

암실은 5럭스 정도의 매우 어두운 환경이며, 천장의 OLED

조명과 LED 조명은 둘 다 150럭스 조도로 설정했습니다. 암실 대비 OLED 조명과 LED 조명 모두에서 멜라토닌 분비 시각이 늦어졌는데, 기대와 다르게 차이는 없었습니다.

밝기는 150럭스이나 색온도를 기존 연구 4,000캘빈에서 3,000캘빈으로 낮춘 두 번째 실험에서도 OLED와 LED 조명 모두 암실 대비 멜라토닌 분비 시각이 늦어졌습니다. 하지만 앞서 나온 내용과 마찬가지로 OLED 조명에서 멜라토닌 분비 시각이 당겨지지는 않았습니다.

두 연구의 실험 조도인 150럭스는 국내 가정집 침실의 야간 시간대 평균 밝기입니다. 즉, 우리가 매일 생활하는 실내 야간 조명에서는 청색광의 양과 색온도에 상관없이 멜라토닌 분비 시각은 지연되고 분비량도 감소한다는 사실입니다. 광원과 눈 간의 거리가 가까운 스마트폰뿐만 아니라 천장 조명도 수면을 방해한다는 사실을 알게 되었습니다.

최근 청색광 차단과 함께 일몰과 일출 시간에 맞춰 자연광과 유사하게 조도를 조절할 수 있는 스마트폰 앱이 개발되었습니다. 아무리 일몰 시간이라고 해도 스마트폰 빛이 암실 수준으로 어둡지 않을 것이기 때문에 과연 이 앱이 수면에 더 긍정적으로 작용할지는 아직 잘 모르겠습니다. 이에 대한 검

중 연구가 필요해 보입니다.

  편안한 잠, 건강한 잠을 위해서는 일몰 뒤 천장 조명을 모두 꺼서 어두운 환경을 유지하고, 취침 전 스마트폰 사용을 자제해야겠습니다.

2장

당신이 밤마다 잠 못 드는 이유

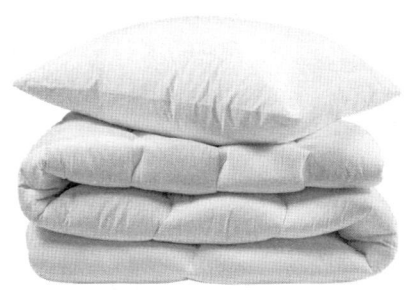

원인은 불량한 생활 습관이다

최근 수면 클리닉에는 수면장애를 호소하는 청년기 환자들이 부쩍 많아졌습니다. 청년기를 고등학교를 졸업하는 19세 이후로 보는 관점에는 이견이 없으나, 청년기의 끝을 어느 연령까지 포함시킬지는 분류 목적에 따라 달라질 수 있습니다. 건강검진에서는 35세까지를 청년으로 간주한다고 하니, 수면건강을 다루는 이 책에서도 청년기를 19~35세로 정의하겠습니다.

보통 젊은 나이에는 잠을 잘 자고, 잠 때문에 고통받는 일

연령별 불면증 진료 인원 현황

구분		2016년	2017년	2018년	2019년	2020년
연령별	9세 이하	193	190	193	174	58
	10대	2,674	2,695	3,135	3,196	951
	20대	28,9752	28,707	30,804	33,295	18,137
	30대	56,593	55,612	58,158	59,102	33,921
	40대	78,937	79,758	82,597	87,287	52,263
	50대	115,043	118,139	124,762	129,955	74,403
	60대	107,799	115,103	125,806	136,794	86,405
	70대	98,707	103,78	110,656	115,114	74,803
	80세 이상	54,262	58,543	64,499	70,348	48,854

(출처: 국민건강보험공단)

이 없을 것이라 생각할 수 있습니다. 하지만 위에 나오는 표를 보면 알 수 있듯이 2016년부터 2019년까지 10~30대 연령의 불면증 진료 인원은 점점 증가하고 있습니다. 2020년에는 코로나19로 인해 예외적으로 수치가 줄었으나, 아마 앞으로도 계속 늘어날 것으로 추측됩니다.

젊은 불면증 환자가 많아지는 이유

보통 한국에서는 사춘기가 시작되는 중학생부터 야행성 기질을 보이면서 늦게 자고 늦게 일어나는 습관이 생깁니다. 학기 중에는 시간표대로 수업을 듣고, 부모님의 제재도 있으니 어느 정도 수면-각성 습관이 유지됩니다. 그런데 고등학교를 졸업하면서 대학교에 가거나 사회에 나오면서 수면 패턴이 자유로워지기 시작하지요. 음주와 놀이문화를 접하면서 늦게 자거나 밤을 새기도 하고, 주중에 조금 자고 주말에 몰아서 자는 등의 불규칙적인 습관이 만성화됩니다.

직장인이라면 비교적 규칙적인 출퇴근이라는 루틴이 있긴 합니다. 하지만 야근과 잦은 음주로 상황이 악화될 수 있으며, 코로나19 이후 재택근무가 많아지면서 불규칙한 생활 습관을 갖는 사람들이 더욱 늘었습니다.

그러나 아직은 젊기 때문에 며칠 늦게 자고 잠을 못 잤더라도 휴일에 몰아서 자면 피로가 풀리지요. 불규칙한 생활 습관에 관한 걱정이나 두려움이 없는 시기입니다. 뚜렷한 수면 질환이 발생하기 전이기 때문에 생활 습관을 개선해야 하는 필요성을 느끼지 못합니다.

저에게 찾아온 21세 민성 군은 의과대학 본과 3학년 학생입니다. 점점 더 잠들기가 어렵고 소화도 안 된다고 고민을 털어놓았습니다. 아침에 등교하려면 늦어도 오전 6시에는 일어나야 하지만, 잠이 오지 않아 밤 12시가 훌쩍 넘어 잠에 든다고 했습니다. 심지어 제대로 먹지도 않는데, 본과에 진학한 뒤 15킬로그램이나 쪘다고 우울해했습니다.

민성 군에게 일주일간 활동기록기를 차고 생활하게 한 뒤 수면-각성 패턴을 확인해 보았습니다. 아래 표에서 색이 칠해져 있는 부분은 민성 군이 잠을 자고 있을 때를 나타냅니

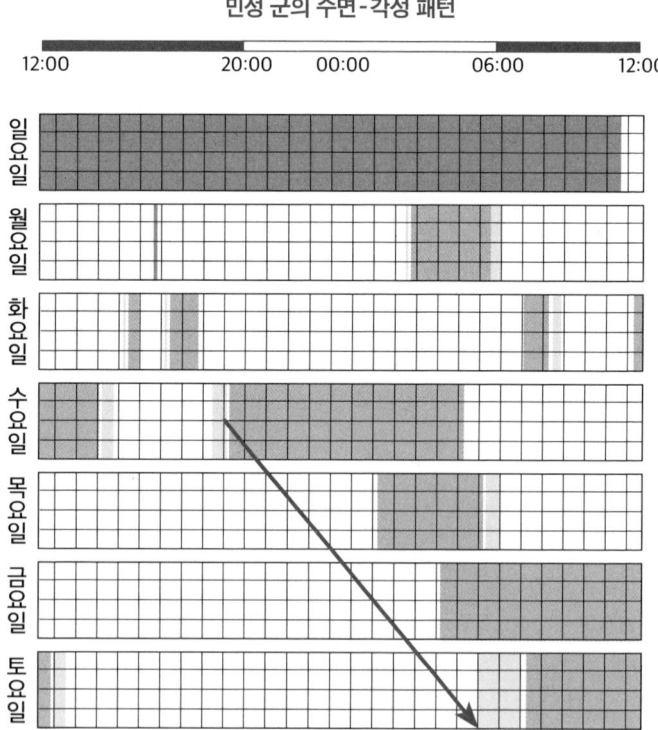

다. 수면 7일간 정상적인 수면 시간대에 잠든 날이 단 하루도 없습니다. 월요일과 화요일은 거의 밤을 새우고, 수요일은 피곤했는지 초저녁부터 새벽 5시까지 잠을 잤습니다. 이후 목요일부터는 점차 취침 시간이 뒤로 밀려져서 급기야 토요일에서 일요일로 넘어가는 새벽에는 아예 아침 6시에 잠이 들어 다음날 낮까지 자는 양상을 보입니다. 심지어 학기 중인데도 말이지요.

수면장애가 지속되면 생기는 문제들

통상적인 수면 시간대에 잠들지 못하고 일어나지 못하여 일상생활에 지장을 초래하는 수면 질환을 '일주기 리듬 수면-각성 장애'라고 합니다. 그중 민성 군은 극단적 저녁형, 즉 '지연수면위상증후군'에 해당하지요. 수면 시간이 정상 시간대보다 뒤로 밀려 일상생활에 지장이 생기는 경우를 의미합니다.

다음에 나오는 표를 한번 볼까요? 극단적 저녁형과 극단적 아침형은 일반적인 중간형, 아침형, 저녁형과는 확연한 차이가 있습니다. 극단적인 저녁형은 확실히 잠드는 시간과 일어나는 시간이 뒤로 밀려 있고, 극단적 아침형은 다른 사람들이 한참 자고 있는 시간대에 일어납니다.

극단적 아침형과 극단적 저녁형 비교

	13 14 15 16 17 18 19 20 21 22 23 24 01 02 03 04 05 06 07 08 09 10 11 12 (시)
중간형	23 ─ 06
아침형	21 ─ 04
저녁형	02 ─ 09

| 극단적 아침형 (전진수면위상증후군) | 19 ─ 02 |
| 극단적 저녁형 (지연수면위상증후군) | 04 ─ 11 |

이렇듯 나의 일주기 리듬이 지속적으로 정상적인 패턴에서 어긋나는 경우를 '일주기 리듬 정렬 불량'이라고 하는데, 장시간 지속될 경우 건강에 미치는 부작용은 다음과 같습니다.

- 수면장애: 수면 부족, 불면증, 주간 졸림증, 만성피로
- 뇌 기능 저하: 집중력과 기억력 감퇴, 판단력 저하
- 심혈관계 질환: 협심증, 고혈압, 심근경색
- 정신건강장애: 불안, 초조, 분노조절장애, 우울감
- 소화기장애: 소화불량, 가슴앓이, 급성 복통, 복부팽만

민성 군은 꽤 오랜 기간 소화가 되지 않아 위내시경 검사도 수차례 받았지만, 모두 정상이었습니다. 불규칙한 수면 습관은 불규칙한 식사 시간을 초래합니다. 장기적으로 지속되면

아무리 젊은 나이여도 소화 장애가 생길 수밖에 없지요.

게다가 민성 군은 평균 수면 시간도 5시간 30분으로 매우 짧았습니다. 만성적인 수면 부족은 대사 장애를 일으키고 식사량이 적음에도 비만, 인슐린 저항성과 심혈관 질환을 일으킵니다. 민성 군이 겪는 소화장애와 불면증은 결국 '불규칙한 생활 습관' 때문입니다.

크로노타입과 수면의 관계

그렇다면 청년기에 유독 불규칙한 생활 습관이 많은 이유는 무엇일까요? 이것은 청년기의 '크로노타입(Chronotype)'과 관련이 있습니다. 흔히 아침형/저녁형 인간, 종달새형/올빼미형 인간이라고 합니다. 크로노타입은 '자신의 고유한 일주기 리듬에 따라 선호하는 취침-각성 시간대'라고 정의합니다.

크로노타입은 '아침형-저녁형 설문지(MEQ)'나 '뮌헨크로노타입 설문지(MCTQ)'로 정확히 평가할 수 있습니다. 하지만 간단한 질문으로도 자신의 크로노타입을 가늠해 볼 수는 있지요. 다음과 같은 예시를 참고하여 나의 크로노타입을 알아보세요.

예시

공부하거나 일을 할 때, 가장 집중이 잘 되는 시간을 고르세요. 또는 24시간 중 가장 기분이 좋고 의욕이 높은 시간대를 골라도 됩니다.

1. 오전 6시~10시
2. 밤 10시~새벽 2시
3. 그 외 시간

유형 결과

1: 아침형 크로노타입, 2: 저녁형 크로노타입, 3: 중간형 크로노타입

여러분은 어떤 유형인가요? 만약 당신이 청년기에 속한다면 저녁형 크로노타입일 것입니다. 청년기는 압도적으로 저녁형 크로노타입이 많으니까요. 이 시기에는 학교와 직장으로 인해 원하는 시간까지 늦잠을 자기는 어렵습니다. 늦은 시간에 자고 일정에 맞춰서 일찍 일어나게 되니 늘 수면 부족에 시달립니다. 늦게 자는 습관이 지속되면 자야 하는 정상적인 취침 시간에 잠이 오지 않는 불면이 발생하게 됩니다.

내일 아침 일정을 위해 나의 취향보다 일찍 누웠지만, 도저히 잠이 오지 않아 새벽까지 꼬박 새다가 겨우 1~2시간 자고 일어나서 힘들게 출근하거나 제시간에 일어나지 못해 지각을 하게 됩니다. 제시간에 출근을 해도 오전 내내 졸거나 집중을 못하여 멍한 상태로 무기력하게 시간을 보냅니다.

오후에 들어 겨우 정신을 차리더라도 오늘 해야 할 일을 다 하지 못해 야근을 할 수도 있습니다. 자연스럽게 퇴근 시간에 맞게 취침 시간도 늦어지고 아침에 일찍 일어나기가 너무 힘들지요. 악순환의 연속입니다.

주말과 주중의
수면 시차

저녁형 크로노타입으로 인한 또 다른 문제는 바로 주중과 주말 사이의 시차입니다. 앞서 말했듯이 크로노타입은 개인 일주기 리듬에 따른 선호도입니다.

여러 환경적 요인, 예를 들어 직장이나 학교가 멀어서 일찍 일어나야 하는 경우 어쩔 수 없이 더 일찍 자고 일찍 일어나는 아침형으로 살아가는 사람들도 많습니다. 대신 휴일이나 주말에는 부족한 잠을 보충하려는 듯이 늦게 자고 늦게 일어나지요.

월요병이 생기는 이유

그런데 이 주중과 주말의 수면 시간의 차이가 크면 클수록 '월요병'에 시달리게 됩니다. 월요병을 의학 용어로 '사회적 시차'라고 표현할 수 있겠네요. 사회적 시차는 주중과 주말, 업무일과 휴일의 중간 수면 시간이 2시간 이상 차이가 나면서 발생하는 후유증을 말합니다.

예를 들어 주중에는 밤 12시부터 오전 6시까지 잠을 자지만 주말에는 오전 2시부터 10시까지 잘 때 사회적 시차가 있다고 할 수 있지요. 주중의 중간 수면 시간은 오전 3시이며, 주말은 오전 6시이므로 3시간 이상 차이가 납니다. 따라서 사회적 시차가 있는 것이지요. 저녁형 크로노타입일수록 사회적 시차가 클 가능성이 높습니다.

사회적 시차는 독일의 시간생물학자인 틸 뢰네베르크가 2006년에 처음 제안한 개념*입니다. 그는 우리의 삶은 세 개의 시계에 의해 지배를 받고 있다고 주장합니다. 정해진 일과에 따라 운영되는 '사회적 시계', 나의 일주기 리듬을 담당하는 '생물학적 시계', 태양 일몰에 의한 '환경적 시계'의 시계가 잘 동조화될수록 수면을 포함한 모든 신체 리듬이 조화롭게 운영되고 모든 기관이 최고의 수행 능력을 보입니다.

그런데 동조화가 되지 않고 서로 자신만의 시간으로 운영된다면 수면장애가 생기기 시작하고 다양한 육체적, 정신적 질병이 발생하게 되지요. 특히 심혈관계 질환, 당뇨병과 우울증이 청년기부터 발생할 위험성이 높아집니다.

사회적 시차와 크로노타입은 계속 달라진다

사회적 시차는 연령별로 차이가 있습니다. 10대 중반부터 급격하게 사회적 시차가 증가하여 20대 초반에 정점을 이루다가 20대 중반부터 서서히 줄어듭니다. 10대 중반부터 20대 중반까지는 사회적 시차가 2시간을 가뿐히 넘지요. 하지만 60대 중반에 들어서는 사회적 시차가 30분도 안 납니다. 노년층은 매일 주중과 주말 상관없이 규칙적으로 생활을 하고 있다는 뜻입니다.

그럼 사회적 시차를 유발하는 크로노타입은 절대 바뀌지 않을까요? 그렇지 않습니다. 크로노타입은 연령과 성별에 따라 달라집니다.

다음에 나오는 표를 보면 알 수 있듯이 대부분의 사람들은 10대 초반까지는 일찍 자고 일찍 일어나는 아침형 크로노타

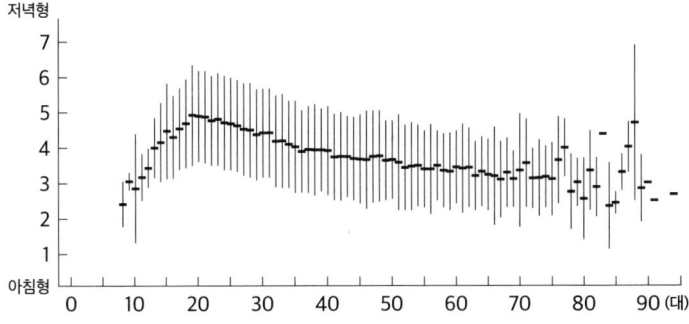

연령에 따라 달라지는 크로노타입

입입니다. 중학생이 되는 10대 중반부터 사춘기가 시작되면서 점차 취침 시간이 뒤로 밀리고, 자연스럽게 기상 시간도 늦어지는 저녁형 크로노타입으로 바뀌지요. 국내외를 막론하고 중학생이 되면 학습량도 증가하고 밤에 소셜미디어로 소통하는 시간이 길어지면서 늦게 자려고 하는 저녁형 크로노타입이 강화됩니다.

10대 후반으로 가는 고등학생이 되면 학습량이 더 증가하면서 더 늦게 자게 되지만, 아침에는 일찍 일어나야 하니 수면 시간까지 줄어듭니다. 20~30대까지도 야행성을 유지하다가 40대 중후반에 접어들면서 점차 기상 시간이 빨라집니다.

그럼에도 여전히 나의 취향대로 늦은 취침 시간을 유지하게 되면 수면 시간 자체가 줄어드니, 예전과 다른 피로감과

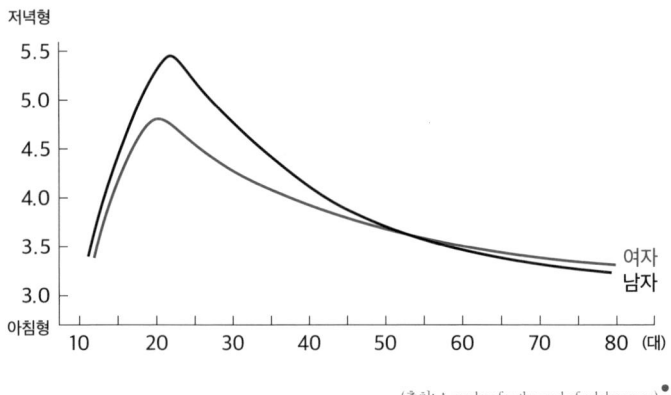

(출처: A marker for the end of adolescence)

낮 졸림증을 겪게 됩니다. 그럼 자연스럽게 취침 시간을 앞당기게 되어 중간형 크로노타입으로 생활하게 되는 것이지요.

그러다 60대가 되면서 자연스럽게 취침 시간과 기상 시간이 모두 당겨지는 아침형 크로노타입으로 되돌아옵니다. 70대가 넘어서면서 너무 일찍 잠들고 새벽에 깨게 되어 고생하는 어르신들이 생기는데요. 이른 수면 습관으로 일상생활에 지장이 발생한다면(너무 이른 기상, 낮 졸림증과 피로), 지연수면위상증후군과 정반대인 '전진수면위상증후군'으로 간주합니다.

남녀간 크로노타입의 변화도 뚜렷합니다. 위의 그래프를 보면 10~20대까지는 남녀 비슷하게 저녁형 크로노타입을 보이다가, 20대 중반부터 50대까지 남성이 여성보다 압도적으로 많은 저녁형 크로노타입을 보입니다.

이는 여러 해석이 가능한데요. 남녀 간의 생물학적 요인과 함께 야근과 같은 사회생활과 음주 노출이 더 많은 남성들이 여성보다 늦게 자는 양상을 보이기 때문일 것입니다. 하지만 60대를 넘어가면 다시 남녀의 크로노타입이 비슷해집니다. 남성들의 퇴직 시기와도 절묘하게 맞아떨어지네요.

저녁형 인간?
아침형 인간?

아침형 크로노타입에 더 우호적인 명언은 전 세계를 막론하고 많습니다.

아침에 일어나는 새가 벌레를 잡는다_영국

이른 아침은 입에 황금을 물고 있다_미국

잠자는 사람은 물고기를 잡지 못한다_이탈리아

신은 일찍 일어나는 자를 돕는다_스페인

일찌감치 눈을 붙이고 일찌감치 일어나 건강하라_중국

서점에도 아침형 인간이 되는 데 도움을 주는 지침서들이 쏟아져 나옵니다. 최근 열풍이 불었던 '미라클 모닝'도 그 일환이지요. 반면, 저녁형 크로노타입을 찬양하거나 저녁형 인간이 되기 위한 입문서는 쉽게 찾을 수 없습니다.

아침형 인간이 정말 성공할까?

왜 인류는 아침형 인간을 더 숭배할까요? 농경 사회가 시작되면서 꼭두새벽부터 일할 수 있는 아침형 크로노타입이 저녁형보다는 훨씬 더 인기 있는 일꾼이었을 것입니다. 현대 산업사회도 마찬가지입니다. 동서를 막론하고 아침 일찍 회의나 일과가 시작되니 당연히 아침형 크로노타입이 사회에 적응하기가 더 쉽습니다. 아침형 중·고등, 대학생들의 성적이나 품행이 저녁형이나 중간형 학생들에 비해 우수하다는 연구 결과도 꽤 많습니다.

사회적 시차를 제안했던 틸 뢰네베르크 박사는(본인은 전형적인 저녁형 크로노타입임을 고백했습니다) 전 세계적으로 학교 시험이 오전부터 시작하기 때문에 아침형 학생들에게 절대적으로 유리하며, 만약 시험을 오후 늦게부터 시작한다면 저녁형 학생들의 성적이 아침형보다 더 높거나 적어도 비슷할 것으로 예상했지요.

제 생각은 조금 다릅니다. 아침형 크로노타입이 저녁형이나 중간형보다 생활이 더 규칙적이고, 운동을 더 열심히 하며, 훨씬 더 부지런하다고 알려져 있습니다. 술이나 카페인 음료 같은 수면을 방해하는 물질을 섭취하는 빈도도 저녁형보다 훨씬 낮고요. 무엇보다 아침형은 늦게까지 깨어 있지 않으므로 밤 시간대의 음주나 유희에 시간을 많이 쓰지 못합니다. 이런 아침형 크로노타입의 특성이 우수한 학업 성적과 바른 품행을 유발하는 요인이 아닐까요?

크로노타입은 노력으로 바꿀 수 있다

그럼, 청년기의 저녁형 크로노타입은 절대 바뀌지 않을까요? '청년기의 야행성 기질을 고칠 수 없을까?'로 바꿔 질문할 수 있겠는데요. 최근 미국 대학생을 대상으로 한 흥미로운 연구가 발표되었습니다.*

858명의 저녁형과 아침형 대학생에게 설문조사를 했고, 그들은 비슷한 스트레스 수준과 학업 부담을 갖고 있습니다. 자신을 저녁형이라고 말한 학생들은 아침형이나 중간형 학생들보다 수면 품질이 더 나쁘고 수면 시간이 더 짧았으며, 오전 수업 시간에 맞추기 위해 일찍 일어나야 해서 불이익이 더 크다고 보고했습니다.

아침형에 비해 저녁형 대학생들이 평균 40분 이상 침대에 누워 소셜미디어를 더 많이 하고, 더 늦은 오후(저녁 5시 이후)에 카페인 음료를 마시며, 시도 때도 없이 낮잠을 자는 경우가 많았습니다. 이런 행동들은 잠들기 어렵게 만들어 수면 시간을 줄이고 수면 품질도 악화시키지요. 당연히 수업 시간에 더 졸릴 수밖에 없습니다.

한 학기를 마치고 본인의 성적표를 받은 저녁형 학생들의 일부가 자신의 크로노타입을 바꾸기로 결심합니다. 이른바 '크로노타입-스위치'를 시도하지요. 지난 학기의 수면 시간보다 더 일찍 잠자리에 들기 위해 노력했고, 오후 5시 이후 카페인 섭취를 줄였으며, 주중과 주말 모두 같은 시간에 자려고 노력했습니다.

취침 시간 전 소셜미디어 활동 시간도 획기적으로 줄인 결과 잠도 빨리 들고, 수면의 품질도 좋아져서 주간 활동이 활발해지는 선순환 구조가 되었습니다. 크로노타입-스위치에 성공한 뒤 시험 성적이 월등하게 향상되었고 우울감도 호전되었습니다. 결국 크로노타입은 고정불변의 생리학적 특성이 아닌 본인의 선호도이므로 의지에 따라 얼마든지 변화가 가능함을 보여 주는 의미 있는 연구입니다.

이 연구에서 제시한 아침형 인간이 되기 위한 간단한 행동 요령입니다.

- 취침 전 전자 기기 사용을 줄인다.
- 취침 6시간 전부터 카페인 음료 혹은 에너지 음료를 피한다.
- 낮잠은 짧게, 정해진 시간에만 잔다.
- 밤 시간에 격렬한 운동을 하지 않는다.

다만, 앞의 민성 군과 같이 저녁형 크로노타입이 극단화되어 본인의 의지나 노력으로도 잠드는 시간을 당기기 어려운 사례도 있습니다. 이미 수면 질환(수면위상지연증후군)으로 진행된 상태이기 때문에 의료진의 도움을 받아야 합니다.

극단적 저녁형 크로노타입을 위한 해결 방법

청년기의 수면을 위한 행동 수칙은 중장년기 또는 노년기를 대상으로 한 수칙보다 훨씬 유연합니다. 청년기는 약간의 노력만으로도 큰 결실을 볼 수 있는 축복받은 시기이기 때문이지요. 반면, 약간의 방심만 해도 쉽게 저녁형으로 되돌아갈 수 있다는 점을 잊지 마시기 바랍니다.

그럼 소화도 안 되고 잠들기 어려운 민성 군에게 저는 어떤 해결책을 주었을까요? 14일을 치료 기간으로 잡고 매일 점진적으로 취침-기상 시간을 당기는 일정을 표로 정리하여 제공했습니다. 다음에 나오는 표가 그 예시입니다. 우선 목표로 하는 취침-기상 시간을 정합니다. 민성 군은 크로노타입으로

취침-기상 시간 일정표 예시

	기상시각	밝은 빛 치료 시간			멜라토닌 복용 시간	빛 제한 시간			취침시각
1일차					1:00	0:00	~	3:00	3:00
2일차	10:00	10:00	~	10:30	1:30	0:30	~	2:30	2:30
3일차	9:30	9:30	~	10:00	1:30	0:30	~	2:30	2:30
4일차	9:30	9:30	~	10:00	1:00	0:00	~	2:00	2:00
5일차	9:00	9:00	~	9:30	1:00	0:00	~	2:00	2:00
6일차	9:00	9:00	~	9:30	0:30	23:30	~	1:30	1:30
7일차	8:30	8:30	~	9:00	0:30	23:30	~	1:30	1:30
8일차	8:30	8:30	~	9:00	23;00	23:00	~	1:00	1:00
9일차	8:00	8:00	~	8:30	22:30	22:30	~	1:00	1:00
10일차	8:00	8:00	~	8:30	22:30	22:30	~	0:30	0:30
11일차	7:30	7:30	~	8:00	22:30	22:30	~	0:30	0:30
12일차	7:30	7:30	~	8:00	22:00	22:00	~	0:00	0:00
13일차	7:00	7:00	~	7:30	22:00	22:00	~	0:00	0:00
14일차	7:00	7:00	~	7:30	22:00	22:00	~	0:00	0:00

만 정한다면 03:00~10:00의 수면 시간대가 맞기는 하나, 수업 시간을 고려하여 12:00~07:00로 정합니다. 민성 군의 나이를 감안하면 최소 7시간 이상의 수면 시간이 주어져야 합니다.

그렇다면 잠드는 시간을 앞당기려면 어떤 치료가 필요할까요? 수면-기상 주기를 3시간 정도 앞당기기 위해서는 취침 전 멜라토닌 약물 투여와 아침 기상 직후 '밝은 빛 치료'가 필요합니다.

밝은 빛 치료는 인공 라이트박스를 사용하여 생체시계의 리듬을 조절하는 치료법입니다. 다음의 나오는 그림을 보면 취침 시간이 목표 시간대로 앞당겨질 때까지 수면 치료를 받

밝은 빛 치료 과정

| 21:00 | 22:00 | 23:00 | 24:00 | 1:00 | 2:00 | 3:00 | 4:00 | 5:00 | 6:00 | 7:00 | 8:00 | 9:00 | 10:00 | 11:00 | 12:00 |

정상적인 수면 시간대

수면위상지연증후군
밤에 잠들기 어렵고 아침에 깨지 못한다.

광치료

지연된 수면위상(1일)
수면위상(2일)
수면위상(3일)
수면위상(4일)
수면위상(5일)
수면위상(6일)
정상으로 돌아온 수면위상(7일)

은 것을 알 수 있습니다.

약간의 밝기도 멜라토닌 분비를 막기 때문에 멜라토닌 복용 전부터 밝은 빛 제한은 필요합니다. 아침 기상 시각도 정해 주고, 기상 직후 밝은 빛 치료(1만 럭스)를 합니다. 인공 라이트박스를 사용할 경우 30분 노출로도 충분합니다. 10~20대 지연수면위상증후군 환자의 90퍼센트가 2주 이상의 '멜라토닌-밝은 빛 치료 프로토콜'을 통해 성공적으로 목표 시간대로 당겨집니다.

문제는 지속적으로 적절한 수면 시간대를 유지하는 것이지요. 치료를 종료한 뒤에도 주중, 주말 수면 시간대를 동일하게 지키고, 야간 빛 노출을 제한해야 합니다. 이들에게 무엇보다 필요한 해결책은 제시간에 자는 것과 이를 위해 지속적인 노력의 필요성을 스스로 인식하는 것입니다.

우울과 불면의
상관관계

　수면장애를 일으키는 또 다른 원인은 기분 장애입니다. 다른 연령도 마찬가지이지만, 특히 청년기의 기분 장애 환자가 가파르게 늘어나고 있습니다.

　다음의 2017년과 2021년 건강보험심사평가원에 등록된 우울증 환자 증가표를 보면 지난 5년 동안 한국의 거의 전 연령대에서 우울증 발병률이 증가함을 볼 수 있습니다. 그중 압도적으로 많은 연령대는 20대라는 사실이 눈에 띕니다. 무려 127.1퍼센트 증가했지요. 기분 장애에 포함되는 우울 증상이 늘어나면 당연히 동반되는 수면장애도 함께 증가합니다.

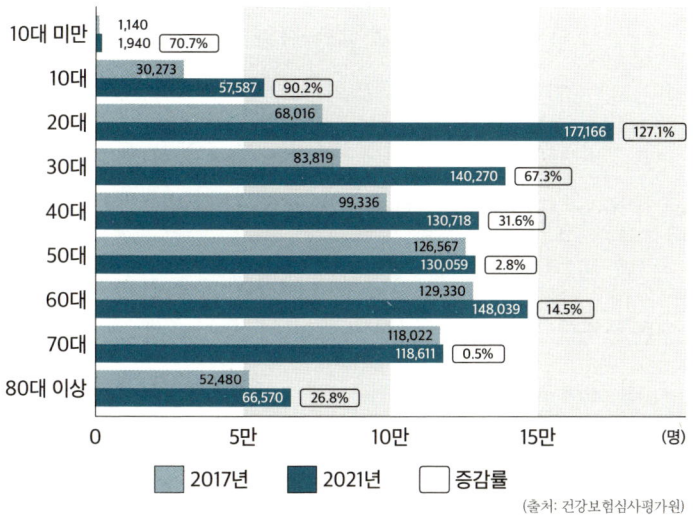

(출처: 건강보험심사평가원)

    우울과 불안은 대표적인 기분 장애로, 잠들기 어렵고 자주 깨거나 아침에 일찍 깨는 불면 또는 비정상적으로 많이 자는 과수면을 특징으로 합니다.

    기분 장애로 인한 불면증 환자의 수면다원검사 소견을 보면, 청년기에서 보기 어려운 매우 불량한 양상을 보입니다. 깊은 잠인 논렘 3단계 수면이 아예 소실되어 있고, 원인 없이 자주 깨며 총 수면 시간도 줄어들어 있습니다. 잠들기까지도 시간이 많이 소요되지요. 고령층의 불면증 양상과 크게 다르지 않습니다.

우울증은 수면에도 치명적이다

30세 민희 씨는 대학을 졸업한 취업준비생입니다. 취업을 준비하는 지난 2년 동안 잠들기 어렵고 선잠만 자게 되어서 수면 클리닉에 찾아왔습니다. 낮에는 집중하기 어려워서 공부가 잘 안 되니 더 초조하고 우울해했습니다.

민희 씨는 중학교 때 청소년 우울증을 진단받고 5년 동안 항우울제를 복용했고, 대학교를 다니면서 잠시 중단했습니다. 하지만 최근 회사 면접에서 계속 떨어지면서 우울증이 다시 악화되었지요. 1년 전부터 개인 정신건강의학과 의원에서 우울증과 주의력결핍 과잉행동장애(ADHD)에 대한 약물을 복용하고 있었습니다.

민희 씨는 취침 전에 항우울제인 선택적 세로토닌 재흡수 억제제와 안정제인 벤조디아제핀 약물을 복용하고, 아침과 점심 식사 후에는 ADHD 치료제로 사용하는 중추신경항진제인 메칠페니데이트를 먹습니다. 약을 먹어도 여전히 잠은 얕고 꿈이 많아 잠꼬대까지 합니다. 최근에는 자려고 하면 다리가 저리고자는 동안 다리 경련이 생겨 잠 자기가 더 힘들어졌다고 호소했습니다.

다른 연령대에서도 마찬가지지만 특히 청년기의 수면장애를 평가할 때는 반드시 수면 일기나 활동기록기로 실제 수면 습관을 7일 이상 확인해야 합니다. 본인의 보고보다 훨씬 더 불규칙한 생활 습관을 보이는 경우가 많고, 그것이 원인일 때도 많기 때문이지요.

약물 복용이 역효과를 낼 수 있다

민희 씨 역시 늦게 자고 늦게 일어나면서도 불규칙한 수면 패턴을 보였습니다. 수면다원검사로 수면 품질을 평가해 보니, 처방약을 복용한 지 30분만에 잠은 들었습니다. 그러나 잠든 직후 주기적 다리떨림증이 시작되어 수면 초반부에 잦은 각성이 발생한다는 사실이 확인되었습니다. 수면 중 다리 경련은 약 1시간 동안 지속되었습니다. 그럼에도 이후 논렘 3단계 수면은 정상적으로 잘 도출되었고, 수면 구조도 안정적으로 유지됨을 확인하였습니다.

이를 바탕으로 민희 씨의 수면장애 원인을 분석해 보았습니다. 취직을 포함한 미래에 대한 불안으로 원래 갖고 있던 우울증이 악화되었고, 불규칙한 생활 습관으로 불면과 불안이 더 심해진 것으로 보입니다. 밤에 잠을 못 자고 불안하니, 당연히 낮에 집중이 안 될 수밖에 없지요. 하지만 이러한 증상들을 성인 ADHD가 동반되었다고 오인하여 중추신경항진제(각성제)를 추가로 복용하게 된 것입니다.

각성제 복용으로 낮 졸림은 어느 정도 해소될지도 모르지만, 야간 수면은 더 방해를 받을 수 있습니다. 결론적으로 민희 씨가 쉽게 잠들지 못하고 선잠을 잔다고 느끼는 원인 중 하나가 각성제의 부작용일 가능성이 있지요.

치료의 원칙은 불면과 집중력 저하의 근본적 원인을 밝혀서 이에 대한 해결을 하고 이후 남는 증상에 대해 다시 평가하고 추가적 조치를 취하는 것입니다. 하지만 민희 씨는 원인(우울증, 불규칙한 수면 습관)과 결과(불면, 집중력 저하)를 구분하지 않고 각 증상에 대한 약물(항우울제, 안정제, 각성제)을 동시에 복용하다 보니, 제대로 문제가 해결되지 않았습니다.

민희 씨가 호소하는 다리 경련은 항우울제인 선택적 세로토닌 재흡수 억제제의 부작용일 가능성이 높았습니다. 약의 용량을 줄여서 다리 떨림을 최소한으로 줄이고자 했습니다. 수면 초반의 다리 경련 외 수면 잠복기(잠드는 데 드는 시간)와 수면 구조는 정상임을 설명하여 민희 씨의 잠에 대한 걱정을 덜어 주었습니다.

생활 습관 개선이 가장 중요하다

민희 씨에게는 먼저 늦게 자고 늦게 일어나면서 불규칙하기까지 한 수면-각성 습관의 폐해를 설명했습니다. 그리고 저녁 시간에 멜라토닌을 투여하여 제시간에 잠을 자고, 정해진 시간에 일어나서 밝은 빛을 보게 하는 치료를 시작했지요. 아침과 점심 2회 복용하던 각성제인 메틸페니데이트는 아침 1회로 줄여서 수면 중 각성을 최소화했습니다. 공부 시간과 휴식 시간을 미리 정해서 산책이나 운동으로 기분 전환을 하고 햇빛에 노출될 수 있는 시간을 충분히 갖도록 했습니다.

치료를 시작한 4주 뒤 민희 씨는 놀랄 만큼 밝은 표정으로 저를 다시 찾아왔습니다. 우울증 약을 줄이자 다리 떨림이 현저하게 줄어서 잠들기가 훨씬 수월해졌고, 점심을 먹고 각성제를 안 먹으니 밤 11시부터 잠이 온다며 신기해했습니다.

더불어 취직에 대한 과도한 걱정을 줄이도록 노력했고, 수행 가능한 계획표대로 공부, 휴식, 운동 시간으로 나눠서 생활했다고 합니다. 이전보다 공부 시간이 짧아졌음에도 오히려 능률이 높아졌다고 만족해했습니다. 수개월이 지나고 민희 씨는 원하는 회사에 취직을 했고, 모든 약을 중단하고도 정상적인 잠을 자게 되어 행복하게 지내고 있다는 소식을 전해 왔습니다.

기분 장애를 포함한 정신 건강과 수면은 서로 원인과 결과가 되어 긴밀하게 연결되어 있습니다. <u>수면 부족 또는 질 나쁜 수면은 심리 상태에 영향을 미쳐 불안이나 우울을 유발하거나 악화시킵니다. 반면 불량한 정신 건강은 수면을 방해하여 불면증을 유발하지요.</u>

이제껏 수면의학계에서 청년기의 불면증이나 수면장애를 간과해 온 것은 사실입니다. 청년들도 본인의 수면 문제에 큰 신경을 쓰지 않았지요. 하지만 청년기의 불면증과 수면장애는 기하급수적으로 증가하고 있으며, 이는 청년들의 불규칙한 생활 습관과 정신 건강과 밀접한 관련이 있습니다.

이제는 의학계뿐만 아니라 기성세대들도 청년기의 수면에 관심을 가져야 할 때입니다. 어릴 때부터 수면의 중요성을 꾸준히 교육하여 스스로 수면 건강을 돌보도록 하는 것이야말로 미래 세대의 건강과 안녕을 지키는 지름길임을 다시 한번 강조합니다.

3장

'건강한 잠'은 어떤 잠일까?

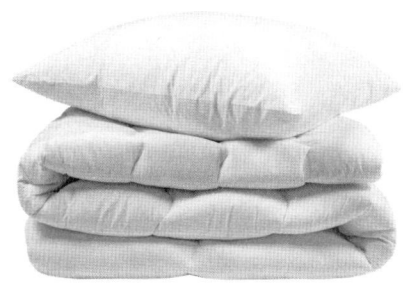

규칙적인
수면 습관의 중요성

충분한 수면 시간, 우수한 수면 품질, 규칙적인 수면-각성 주기, 이 세 가지 조건이 만족되어야 건강한 잠이 가능합니다. 이를 위해 가장 먼저 달성되어야 할 요인은 바로 '규칙성'입니다. 규칙성이 지켜져야 수면 시간도 확보되고, 수면 품질도 올라갑니다.

나만의 수면 습관을 알아야 한다

저는 수면 클리닉을 방문하는 모든 환자들에게 '활동기록기

(Actigraphy)'라는 손목형 웨어러블 장비를 7~14일 이상 착용하게 합니다. 평소의 수면 시간과 함께 평일과 휴일의 취침-각성 주기를 비교할 수 있습니다. 동시에 수면 일기도 작성하게 하여 주관적 수면과 활동기로 측정한 객관적 수면을 비교합니다. 불면이 심할수록 두 수면 값의 차이가 커집니다. 불면증이 심한 분들은 객관적 수면 시간은 충분해 보이는데, 본인은 그중 1~2시간도 못 잔 것 같다고 수면 일기에 표시하기도 합니다.

그렇다면 나만의 수면 습관을 기르기 위해서는 어떻게 해야 할까요?

다음에 나오는 내용을 꾸준히 실천해 보세요.

1. 침상의 머무는 시간을 정한다

불면증이나 주간 졸림증을 호소하는 환자들의 활동기록기와 수면 일기 데이터를 보면, 무엇이 문제인지 한눈에 보입니다. 수면 주기의 불규칙성과 수면 부족이 동시에 나타난다면, 침상에 머무는 시간을 우선적으로 처방합니다. 침대에 들어가는 시각과 나오는 시각을 정해 주고 평일과 휴일 모두 동일하게 지키기를 당부합니다. 효과는 극적입니다. 규칙성이 확보되면 충분한 수면 시간은 저절로 충족되지요.

2. 사회적 시차를 2시간 미만으로 줄인다

사람은 로봇이 아니기 때문에 직장이나 가정 문제 등으로 평일과 휴일 간 취침, 각성 시간을 동일하게 맞추기 어려울 수 있습니다. 휴일에 밀린 잠을 해결하려는 욕구도 분명히 있고요.

이렇게 되면 앞서 설명했던 사회적 시차가 발생합니다. 평일보다 휴일에 더 늦게 자고 늦게 일어나기 때문에 평일의 생체 리듬과 휴일의 생체 리듬이 달라집니다. 이는 마치 외국에 나가 시차를 느끼는 현상과 비슷합니다. 휴가 마지막날 원래 내가 자던 시간에 자려고 해도 잠이 쉽게 오지 않는 것처럼 말이지요.

수면 품질도 떨어지고 다음날 하루 종일 낮에 졸리고 피곤하니 당연히 학교생활, 직장 생활에 지장이 생깁니다. 이 사회적 시차가 반복되면 고지혈증, 당뇨와 같은 대사성 질환부터 비만, 심혈관계 질환, 우울증 등의 발생 위험까지 높아집니다.

휴일에 밀린 잠을 보충하고 사회적 시차는 피하려면 어떻게 해야 할까요? 가능한 휴일의 취침 시간을 평일과 동일하게 맞춰야 합니다. 다음에 나오는 예시를 참고하여 기상 시간을 조절하되 평일과 휴일의 중간 시간 차이를 2시간 미만으로 맞추려고 노력해 보세요.

예시 1   평일 24:00~06:00(중간 시간: 03:00)
　　　　휴일 02:00~10:00(중간 시간: 06:00),
　　　　중간 시간 3시간 차이 → 사회적 시차 있음.

예시 2   평일 24:00~06:00(중간 시간: 03:00)
　　　　휴일 24:00~08:00(중간 시간: 04:00),
　　　　중간 시간 1시간 차이 → 사회적 시차 없음.

위와 같은 시간에 잠을 자면 휴일에 부족한 잠도 해결하고 사회적 시차도 줄일 수 있습니다. 슬기로운 잠 생활로 월요병에서 탈출해 보는 것은 어떨까요?

나만의 생체시계 맞추기

'매일 같은 시간에 졸리고 같은 시간에 눈이 떠진다.'
'식사 때가 되면 배가 꼬르륵거린다.'

우리의 생체시계가 건강하게 작동하고 있다는 증거입니다. 수면-각성 주기, 소화기계, 내분비계, 심혈관계를 포함한 모든 신체 기관, 조직, 세포에서 관찰되는 활동의 주기성을 '일주기 리듬(하루 주기 리듬)'이라고 합니다.

이 주기적 리듬을 총괄하는 주체를 '생체시계'라고 합니다. 다음에 나오는 그림을 참고해 볼까요? 사람의 눈 바로 뒤 뇌

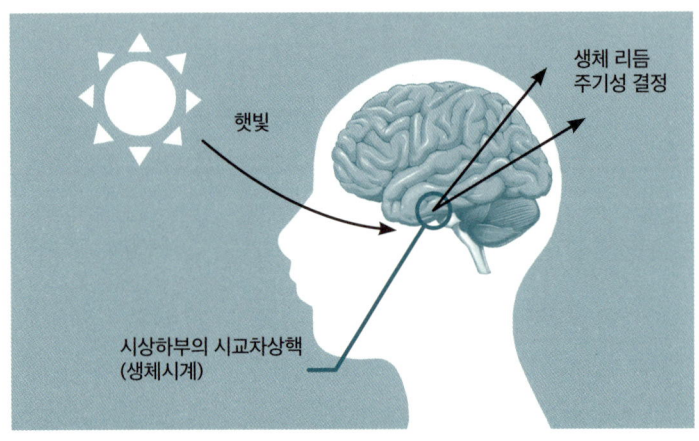

뇌하수체 내 생체시계

정중앙에서 시신경이 교차하는데, 이 시각교차 바로 윗부분에 위치한 시상하부라는 뇌 영역에 시교차 상핵(SCN)이 있습니다. 이것이 바로 생체시계입니다. 2만 개의 뉴런으로 이루어진 매우 작은 조직이나 신경, 호르몬, 생리학적 행동 모두를 조절하여 우리가 건강하게 24시간 주기의 삶을 살게 만들어 줍니다.

뇌 안의 생체시계를 관리해야 건강해진다

모든 말초 기관, 조직, 세포 하나하나는 각자의 파동을 갖고 고유의 기능을 수행합니다. <u>뇌 안의 생체시계는 오케스트라</u>

의 지휘자처럼 각 세포의 파동들이 하모니를 이루게 합니다. 생체시계와 각 중추 기관, 말초 기관, 조직, 세포 간의 조화가 잘 이루어질 때 최적의 기능을 나타내서 건강한 삶을 영위할 수 있습니다. 이 주기적 리듬 중 가장 근본은 24시간 간격의 수면-각성 주기입니다. 자고 깨는 시간이 불규칙하면 식사 시간도 불규칙해지고, 당연히 이와 동반된 체내 호르몬과 생리 반응도 불규칙해집니다.

불규칙성이 장기화되면 각 기관, 조직, 세포의 파동이 약해지고 하모니가 깨지면서 기능이 약해집니다. 입맛도 없고 소화도 안 되고 집중도 안 됩니다. 제때 자기 어렵고, 자주 깨며 충분한 수면을 취할 수 없어 늘 피곤하지요. 식사량도 적은데 체중은 증가하고, 각종 신체 질환과 우울증, 무기력증이 생깁니다. 만성적으로 지속되면 암 발생의 위험도 있습니다. 한마디로 몸과 마음의 건강이 한번에 무너지는 것이지요.

2022년 제 연구팀에서 2주 이상의 활동기록기 데이터를 기준으로 수면-각성 주기가 불규칙한 사람 107명과 규칙적인 사람 107명의 건강 지표를 비교해 보았습니다.

규칙적인 수면 습관을 갖고 있는 사람들은 불규칙한 사람들보다 수면 시간 자체는 더 짧았지만, 주간 활동량과 빛 노출량은 훨씬 많았습니다. 건강 지표도 월등히 더 우수했지요. 즉 규칙적인 수면 습관을 갖추면 더 효율적으로 자면서도 건강하고 활력이 넘치는 생활을 할 수 있습니다.

정리하자면 생체시계를 건강하게 잘 작동하게 만드는 원동력은 바로 규칙적인 생활 습관에 있습니다. 평일과 휴일 상관없이 같은 시각에 자고 같은 시각에 일어나는 것, 같은 시각에 식사하는 것, 같은 시각에 출근하여 일하고 같은 시각에 운동하는 것이지요. 단조롭고 지루해 보이는 이런 일상이 바로 생체시계를 최적화시켜 건강한 수면, 건강한 삶을 보장하는 동력임을 잊지 마세요.

슬기로운
빛 노출 전략

앞서 수면 품질을 떨어뜨리는 안 좋은 생활 습관에 대해 설명했습니다. 특히 야간의 빛 공해에 대한 이야기를 했는데, 같은 밝은 빛이라도 기상 직후 아침에 쬔다면 더할 나위 없이 완벽한 생체시계의 알람이 됩니다.

아침의 밝은 빛은 눈과 연결된 시신경으로 전달되어 뇌 안의 생체시계인 시교차 상핵을 자극합니다. 시교차 상핵은 몸의 기관, 조직, 세포를 깨워 새로운 활동을 시작하게 합니다. 맑은 날 태양광선(1만 럭스) 같은 매우 밝은 빛은 기상 직후 30분 정도만 노출되어도 생체시계가 충분히 활성화됩니다.

하지만 흐린 날이나 겨울철에는 자연광만으로 부족할 수 있어서 인공조명을 활용하는 방법도 있습니다. 해가 짧아지는 겨울철에 우울해지는 계절성 우울증 환자, 아침에 일어나기 힘들어하는 올빼미족들에게 아침 시간의 밝은 인공조명은 기분 전환, 주간 졸음 해소, 불면증 완화에 큰 도움이 됩니다.

아침 출근길 또는 운동을 하면서 눈이 부시다고 선글라스를 끼는 분들을 많이 봅니다. <u>아침의 밝은 빛은 나의 생체시계를 활성화시켜 하루를 열기도 하지만, 저녁 수면 유도 호르몬인 멜라토닌의 분비 시각도 앞당겨 제시간에 잘 수 있게 합니다.</u> 아침에는 선글라스는 잠시 빼고 밝은 빛을 만끽하시기 바랍니다.

저녁 6시 이후에는 밝은 빛을 피하자

밝은 빛의 생체시계 활성화는 오전 동안에만 유효합니다. 한낮부터 오후 4~5시 전까지는 아무리 밝은 빛에 노출이 되어도 생체시계에 영향을 주지 않습니다.

하지만 오후 6시가 넘으면 빛 노출에 주의를 기울여야 합니다. 이때 체내 멜라토닌 호르몬은 평소 취침 시간의 2~3시간 전에 분비가 시작되어 밤새 높은 농도로 유지되다가 아침에 급격히 분비가 떨어집니다. '2~3시간 전'은 규칙적인 취침-기상 시간을 유지했을 때의 가정입니다. 불규칙한 수면 주기에서는 멜라토닌 분비 시각도 불규칙하고, 분비되는 멜라토닌 양도 현저히 작기 때문에 수면의 시작과 유지 모두 잘 되지 않습니다.

체내 멜라토닌은 약한 불빛에도 매우 취약하여 쉽게 분비 시작이 늦어지고 분비량이 줄어듭니다. 150럭스 미만을 유지하는 것이 자장 좋지요. 일몰 후 150럭스 미만으로 빛 제한을 하려면, 저녁 식사 후 거실과 침실의 천장 조명을 모두 끄고 따뜻하고 은은한 붉은 조명의 스탠드를 사용해야 합니다.

또한 이 시간에는 컴퓨터와 스마트폰 같은 전자 기기 사용을 최대한 자제해야 합니다. 중간에 깨서 잠이 오지 않으면 스마트폰을 켜서 보느라 결국 잠을 못 자는 분들이 꽤 많습니다. 하지만 한밤중에 자다가 깨서 노출된 전자 기기의 밝은 빛은 멜라토닌 분비와 수면을 아예 중단시킵니다.

스마트폰은 내려놓고 마음을 안정시키자

자다가 중간에 깨서 도로 잠이 오지 않는다면 침대에서 벗어나 다른 공간으로 이동해 보세요. 처음에는 깊은 호흡을 하면서 심신의 이완을 도모합니다. 그래도 잠이 안 오면 독서, 뜨개질 등 스스로를 안정시킬 수 있는 활동을 하다가 졸리면 침대로 돌아가서 누워 보세요. 다시 누웠는데도 잠이 안 온다면 다시 침대를 벗어나 동일한 작업을 반복합니다. 이를 '자극조절법'이라고 합니다.

하룻밤 사이에 몇 번을 반복해도 괜찮습니다. 이 과정을 통해 결국 나의 뇌가 침대를 수면만을 위한 공간으로 인식하게 되면서 깨는 횟수가 줄어들고 수월하게 잘 수 있게 되지요. 동일한 빛이라도 언제 노출되느냐에 따라 그날 밤 수면 품질이 결정됩니다. 다음의 내용을 참고하여 빛 노출 전략을 꼼꼼히 챙기시기 바랍니다.

- 아침 출근 시간에는 선글라스 자제하기.
- 기상 직후에는 1만 럭스 정도의 매우 밝은 빛을 30분 정도 쬐기.
- 낮 작업장, 사무실 조명은 1,000럭스 정도로 맞추기.
- 점심 시간 50럭스 미만의 조명 환경에서 낮잠 20분 자기.
- 일몰 후 조명은 150럭스 미만으로 빛 제한하기.
- 취침 2시간 전 50럭스 미만으로 강력한 빛 제한하기.

ASMR이 수면에 효과적일까?

여기서 잠깐, 머릿속이 복잡해 잠들기 어렵다면 ASMR이나 백색 소음도 도움이 될 수 있습니다. 하지만 모든 사람에게 도움이 될까요? 예민한 사람은 약간의 소음에도 잠들지 못하여 ASMR은 커녕, 귀마개를 끼어야 잘 수 있습니다.

원래 ASMR은 '자율감각쾌감반응, 즉 감각을 자극하여 심리적 안정감과 쾌감을 느끼게 한다'라는 뜻으로 백색 소음과는 다른 개념입니다. 하지만 국내에서는 불면증에 도움이 되는 새로운 중재법으로 각광을 받고 있습니다. 유튜브의 유명 ASMR이나 백색 소음 콘텐츠들의 조회 수가 어마어마하더군요. 그만큼 불면을 겪는 분이 많다는 의미이겠지요.

애초에 백색 소음은 침실 주위 환경의 소음이 시끄러워서 잠들기 어려운 사람들에게 '노이즈를 노이즈로 없앤다'라는 콘셉트로 도입되었고, 이후 백색 소음만 들어도 잠들기 쉽게 하려는 일종의 자극조절법입니다.

한 연구[*]에 따르면 환경 소음과 동일한 주파수를 내는 백색 소음에 노출되었을 때에만 수면에 도움이 되었고, 다른 주파수에는 효과가 없거나 오히려 더 잘 못 자는 결과를 보여 주었습니다. 그 외 백색 소음과 수면에 관한 많은 연구들이 있었고, 결과는 '도움이 된다'와 '되지 않는다'가 혼재합니다. 추정하건대, 모집 대상자의 성향에 따라 결과가 달라진 것으로 보입니다.

머릿속 잡념 때문에 잠을 못 이룬다면 또는 백색 소음으로 잠을 자는 데 도움을 받았다면 ASMR, 백색 소음 모두 취침 전 심신 이완과 자극조절용으로 사용해도 괜찮습니다. 하지만 반드시 스마트폰 빛이 새지 않게 바닥에 엎어놓고 들어야 합니다. 소리를 들을 때 가능한 헤드폰이나 이어폰을 사용하지 않는 편이 좋습니다. 장시간 소음에 직접적인 노출은 청력 건강을 해칠 수 있으니까요.

운동이 보장하는
좋은 잠

 운동의 중요성과 필요성은 다들 알고 계실 것입니다. 도대체 운동이 수면에 어떠한 영향을 주기에 이토록 강조할까요?
 여러 문헌을 보나 수면 클리닉 환자들의 경험으로 보나, <u>중등도 이상의 유산소 운동을 주 3회 이상 규칙적으로 하면 잠드는 시간도 짧아지고, 중간에 깨서 못 자는 시간도 확연히 줄어듭니다.</u> 아울러 체중이 감소되면서 낮 졸음증도 획기적으로 줄어들지요.
 어떤 환자들은 꾸준히 유산소 운동(주로 걷기)을 하는데도 잠을 못 자겠다고 말합니다. 이러한 경우 근력 운동을 추가하면 수면 사이클 사이 연결고리가 단단해지고, 중간 깸이 줄어 잠을 더 잘 수 있습니다. 언제 운동하는 것이 수면에 도움이 더 되는지에 관한 많은 연구가 있고 질문도 많이 받습니다. 하지만 제 대답은 늘 같습니다.

"언제라도 좋습니다. 시간 날 때마다 하세요. 규칙적으로 하면 더 좋겠지만 각자의 형편에 맞춰서 하세요."

건강한 잠을 위한 운동 강도 찾기

처음에는 땀이 조금 날 정도, 숨을 약간 헐떡일 정도의 유산소 운동으로 시작하고, 익숙해지면 근력 운동까지 병행하면 좋습니다. 근력과 수면 품질은 비례합니다. 시간이 있다면 하루에 유산소 운동과 근력 운동을 오전과 오후로 나눠서 하면 효과는 더욱 좋습니다.

다만 취침 2~3시간 전, 멜라토닌 분비가 시작될 즈음에 밝은 빛에 노출된 상태로 하는 격렬한 운동은 피해야 합니다. 오히려 잠을 방해할 수 있기 때문이지요.

저는 한밤중에 깨어나 더 이상 잠에 들지 못하고 괴로워하는 환자들을 많이 봅니다. 낮 동안 켜켜이 쌓인 피로감으로 첫 2~3시간은 잘 수 있지만, 이후 뒷심이 부족해져서 아침까지 계속 자기 어려워지는 것이지요. 제 수면 강좌를 듣고 클리닉을 찾았다는 58세 수철 씨는 이렇게 호소합니다.

"교수님이 시키는 대로 다 했습니다. 주 1~2회 이상 마시던 술도 월 1회 미만으로 줄이고, 하루 4잔 이상 마시던 커피도 단칼에 끊었습니다. 그럼에도 잠을 잘 못 자겠는데, 어떻게 해야 하나요?"

무엇이 문제인지 알기 위해서 수철 씨의 저녁 일상을 먼저 물어보았습니다.

"퇴근하고 집에 돌아오면 저녁 7시, 식사를 마치면 저녁 8시, 거실에서 텔레비전을 보다가 저도 모르게 꾸벅꾸벅 졸게 됩니다. 가족이 깨우지 않으면 밤 12시에 저절로 깨는데요. 침실에 들어가 다시 잠을 청하지만, 도저히 잠이 오지 않아 뒤척이며 자다 깨다를 반복하다가 멍한 상태로 출근합니다. 밤에 잘 못 자니 낮에 졸리고 기운이 없어서 운동도 잘 못 하겠어요. 밤에 못 자서 너무 괴롭습니다. 중간에 깨면 먹을 수면 약을 처방해 주세요."

수철 씨의 일상을 듣자 무엇이 문제인지 알 수 있었습니다. 수철 씨의 생체 리듬에 맞지 않는 시간에 잠이 들어 수면 사이클 사이 연결고리가 약해졌던 것이지요. 제 조언은 다음과 같습니다.

"저녁 식사를 마치고 무조건 밖으로 나가세요. 동네를 1시간 정도 약간 빠르게 걷되, 굳이 땀이 많이 날 필요는 없습니다. 돌아와서 미지근한 물로 가볍게 샤워해 보세요. 30여 분간 차분히 하루를 마무리하며 잘 준비를 하고 평소의 취침 시간에 잠을 청해 보세요. 한 달간 빠짐없이 실천하고 오세요. 그래도 계속 못 주무신다면 그때 검사해 보겠습니다."

어떻게 되었을까요? 다행히 수철 씨는 조언에 따라 꾸준히 운동을 실천했고, 본인에게 맞는 시간대에 잠을 자니 2주 만에 6시간 이상을 중간에 깨지 않고 자게 됩니다. 잠이 충분하니 활력이 생겨 점심 시간에 1시간 정도의 근력 운동도 병행할 수 있게 되었다고 만족해했습니다. 당연히 수면 약은 필요하지 않았고, 수면다원검사도 할 필요 없습니다.

규칙적인 유산소 운동과 적절한 근력 운동, 인내심을 갖고 오늘부터 시작해 보세요. 건강하고 편안한 잠을 보장합니다.

수면을 돕는 최고의 방법, 단식

"무엇을 먹어야 잘 자나요?"라는 질문 역시 자주 받는 질문 중 하나입니다. 가벼운 간식이나 우유, 바나나 섭취가 공복감을 줄이고, 특히 우유와 바나나에 들어 있는 세로토닌 성분이 잠 드는 데 도움을 준다는 이야기도 많이 퍼져 있지요. 하지만 건강한 잠의 관점에서는 무엇을 먹는지가 아니라, '언제 먹는지'가 더 중요합니다.

요즘 효과적인 다이어트 방법으로 간헐적 단식이 유행입니다. 18시간은 굶고 6시간 동안에는 무엇이든 실컷 먹는 전략인데요. 이렇게 극단적인 방법은 아니더라도 최소한 취침 시작 3~4시간 전까지는 음식과 수분 섭취를 끝내는 것이 좋습니다. 밤 11시에 잔다면 적어도 저녁 8시, 가능한 7시까지는 식사 포함 후식까지 모두 마쳐야겠지요. 취침 전 먹는 약이 있다면 약을 넘길 약간의 물만 허용하는 정도입니다.

가짜 허기에 속으면 안 되는 이유

생각보다 많은 환자들이 "허기가 지면 잠을 못 자요, 뭐라도 좀 먹어야 합니다", "귀가가 늦어서 야식을 먹는데, 폭식을 하게 됩니다"라고 말합니다. 심지어 중간에 깨서 무언가를 먹지 않으면 도로 잠을 못 자는 분들도 계시지요. 수면-각성 주기가 불규칙한 사람은 식사도 불규칙하게 합니다.

밤늦은 시간에는 보통 조리 시간이 짧은 패스트푸드나 배달 음식 등 대체로 칼로리 높은 음식들을 먹게 됩니다. 몇 시가 되었든 음식물이 들어가면 우리의 소화 기관은 반응적으로 소화 효소를 분비합니다. 그리고 소화가 끝날 때까지 3~4시간 이상 여러 신체 기관이 활발하게 활동하지요.

밤 10시에 야식을 먹고, 밤 12시에 잔다고 가정해 볼까요? 야식에는 모든 음식이 다 포함됩니다. 에너지를 발생시키는 칼로리 있는 음식물이 위장으로 들어가는 순간, 몸은 아침처럼 활동을 시작합니다. 나는 야식을 다 먹었지만 여전히 소화와 흡수를 위해 활동하고 있는 나의 신체 기관은 잠을 잘 수 없습니다. 피곤하기 때문에 쉽게 잠들지만, 신체 기관은 계속 일을 하고 있으니 깊은 잠을 못 자고 계속 깨지요.

자는 동안 위와 식도에서 역류가 발생하고 소화가 잘 되지 않습니다. 당연히 다음날 속이 불편하고 육체적 피로가 풀리지 않아 자고 나도 피곤합니다. 음식을 많이 먹지도 않는데 살이 계속 찝니다. 이로 인해 수면호흡장애가 악화되어 수면 품질은 더 나빠집니다.

물론 야근과 같은 여러 사정으로 어쩔 수 없이 늦은 저녁 식사를 해야 할 때가 있습니다. 이때는 칼로리가 적은 음식을 가능한 조금 섭취해 소화 기관에 부담을 덜어 줘야 합니다. 야식과 폭식은 최악의 조합입니다. 미리 늦은 오후와 초저녁에 가벼운 간식을 먹고, 허기가 심해지지 않도록 조절하며, 야식을 먹은 뒤 1~2시간 정도는 가볍게 움직여서 수면 방해를 최소한으로 하기를 추천 드립니다.

자다가 중간에 깨서 먹는 음식 섭취는 정말로 피해야 할 행동입니다. 이것은 가짜 허기입니다. 본인의 의지를 믿기 어렵다면, 집 안에 손닿는 곳의 음식은 모두 치우는 것이 좋습니다. 가족의 도움을 받는 방법도 있지요. 만약 수면장애 증상이 너무 심각하다면 모든 음식을 찬장이나 냉장고에 넣고 잠근 뒤 자물쇠로 채워 열쇠를 가족에게 맡기는 방법까지도 생각해 봐야 합니다.

배고프면 잠이 안온다고요? 가짜 허기가 여러분의 뇌를 속이고 있다는 증거입니다. 규칙적인 수면과 식사 습관은 건강한 잠을 보장하며 체중 감량에도 탁월합니다. 수면을 돕는 최고의 음식은 바로 충분한 단식입니다.

짧은 낮잠이 커피보다 낫다

'식곤증'이라는 말, 들어보았나요? 점심 식사를 하고 사무실에 앉아 있거나 회의에 들어가면 너무 졸릴 때가 있지요. 각성도도 일주기 리듬을 갖고 시간별 변화가 있습니다.

다음에 나오는 그래프는 정상인들의 일반적인 각성도 리듬을 나타내는 자료입니다. 그래프를 보면, 하루에 2회 각성도가 떨어지는 시간대가 있습니다. 기상 직후 높아졌던 각성도가 오전 11시를 지나면서 점차 낮아지다가 오후 2~4시에 가장 낮아집니다. 이후 다시 각성도는 상승하고, 밤 12시부터

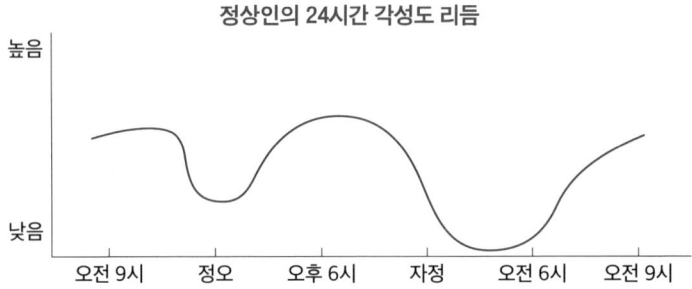

새벽 6시까지 두 번째로 각성도가 낮아집니다. 하지만 이 시간대는 대부분의 사람들에게는 수면 시간에 해당되니 큰 문제가 되지는 않습니다.*

즉 정상적인 수면-각성 주기를 갖는 사람들은 기상 8시간 후, 점심 식사를 마치는 오후 2~4시가 가장 졸리고 피곤하며, 이는 일주기 리듬의 자연스러운 현상입니다. 이때는 오히려 잠깐 쉬어 가는 편이 훨씬 생체 리듬에 친화적입니다.

짧은 낮잠이 일의 효율을 높인다

휴식이나 낮잠을 자기에 여의치 않은 현대인들은 카페인 음료로 피곤함을 떨치려고 합니다. 점심을 먹고 커피 한 잔씩 손에 들고 삼삼오오 모여 이야기하거나 산책하는 모습은 현대 직장인의 표상이기도 합니다.

카페인은 대개 4~5시간이면 효능이 떨어지지만 사람에 따라서는 10시간 이상의 지속성을 보여서 야간 수면을 방해할 수 있습니다. 당연히 불면이 있는 분들은 낮 12시 이후의 카페인 섭취를 삼가야 합니다.

그렇다면 점심 식곤증을 극복하는 최선의 방법은 무엇일까요? 답은 20~30분 이내의 낮잠입니다. 낮잠의 순기능은 다음과 같습니다.

- 신체 근육이 이완된다.
- 피로가 감소한다.
- 각성도가 증가한다.
- 기분이 좋아진다.
- 수행력과 기억력, 반응성이 향상된다.

반면, 낮잠의 역기능도 분명히 존재합니다. 자고 일어나서 오히려 더 피곤하고 멍한, 잠에 빠진 상태에서 아직 못 벗어난 '수면 관성'을 초래하거나 소수의 사람에게는 야간 수면을 방해하는 역할도 합니다. 특히 30분 이상 잠을 자면 얕은 잠으로 낮잠이 끝나지 않고 꿈잠 혹은 깊은 잠(수면 부족이 심한 경우)로 넘어가 그날 밤 잠들기 어려워질 수 있습니다.

하지만 오후 1~3시 사이의 20분 이내의 짧은 낮잠은 오후에 활기를 더해줄 뿐만 아니라 당일 밤잠을 방해하지 않습니다. 여건상 낮잠을 잘 수 없다면, 탄수화물이 적고 야채와 단백질 위주의 간단한 점심 식사 후 가볍게 산책을 하는 것이 대안입니다.

침실을
적절한 온도로

잠을 잘 자기 위한 침실 환경의 조건은 매우 상식적입니다. 조용하고 어두우며 적절한 온도와 습도를 유지하는 안락한 공간이어야 합니다. 수면에 적절한 침실 조명, 습도, 소음에 대해서는 비교적 명확한 답이 있습니다. 조명은 15럭스 미만, 습도는 30~50퍼센트, 소음은 50데시벨 미만이 좋습니다.

그렇다면 수면에 최적화된 침실 온도는 몇 도일까요? 미국 UC 버클리에서 수면의학을 연구하고 있는 매슈 워커가 쓴 《우리는 왜 잠을 자야 할까》라는 책이 있습니다. 제가 보기에 책의 분량도 많고 수면 관련 연구에 대해 전문적이고 심도 깊은 내용이 꽤 많습니다. 대중들이 읽기에 만만치 않으리라고 예상했지만 그해 국내 베스트셀러로 등극하였지요. 그만큼 한국인들이 수면에 대한 관심, 불만, 갈증이 높다는 간접 증거라고 생각합니다.

최적의 침실 온도는 몇도일까?

매슈 워커가 제안하는 최적의 침실 온도는 약 섭씨 18.3도입니다. 대부분의 침실 온도가 21~22도로 유지되는데, 이는 불면을 악화시키고 잠을 푹 잘 수 없게 한다고 주장합니다. 이를 뒷받침하기 위해 한 임상 실험을 소개하는데요. 사람의 발과 손만 선택적으로 0.5도 정도 따뜻하게 하여 그 부위의 혈액량을 국소적으로 늘리면, 심부에 갇혀 있던 열이 빠져서 18~25퍼센트 이상 잠에 빨리 들게 한다는 연구 결과*를 근거로 들었습니다.

'수면위생(잠을 자기 위해 지켜야 할 생활 습관)'에서 취침 전 가벼운 샤워를 조언하는 이유도 이와 비슷합니다. 따뜻한 물로 인해 피부 혈관이 팽창하여 피부 표면으로 혈액이 몰려 있다가 샤워를 마치면 체내의 열이 빠르게 밖으로 빠져나가 심부 온도가 급격히 떨어지기 때문에 잠들기 수월해집니다. 즉 수월하게 잠들고 상태를 유지하기 위해서는 피부로 열을 뿜어내서 심부 체온을 낮춰야 하는데, 환경 온도가 높으면 열 방출이 잘 안되므로 수면이 어려워진다는 뜻입니다.

여기서 한 가지 짚고 넘어가야 할 부분은 환경 온도를 낮춰서 심부 온도를 낮추고자 시도한 모든 실험의 대상자가 백인 남성 또는 여성이라는 점입니다. 동양인에 비해 몸에 털도 많고 신체 근육과 지방이 많은, 특히 백인 남성의 심부 온도를 유의하게 떨어뜨리는 온도가 전 세계 모든 인종에게 적용되지 않을 수 있지요.

선행 연구에 사용된 신체 일부만 국소적으로 체표 온도를 높이는 써모슈트(Thermosuit)를 국내에 들여와서 피부에 털이 상대적으로 많지 않고 근육이 적고 마른 동양인을 대상으로 연구를 한다면, 수면을 위한 최적의 환경 온도가 18.3도보다는 높지 않을까 예상합니다.

동양인의 연구 결과가 없는 현재로서는 몇 도가 수면에 적절한지 확답하기 어렵습니다. 다만, 쾌적함을 느끼는 정도는 사람마다 다르기 때문에 굳이 매슈 워커의 18.3도를 고집하여 춥게 잘 필요는 없지 않을까 생각합니다. <u>본인이 느끼는 가장 안락하고 편안한 온도가 나만의 최적의 수면 온도입니다.</u>

나만의
취침 루틴 만들기

 예민한 불면증 환자들은 땅거미만 지면 덜컥 겁이 납니다. 오늘밤에는 어떻게 자나, 약을 먹어야 할지 말아야 할지 고민이 생깁니다. 취침 시간이 다가올수록 긴장도가 점점 올라갑니다. 신경이 곤두서고 초조하고 불안하여 어쩔 줄 모르지요. 자려고 누우면 온갖 잡념이 파고들어 잠들기 어렵습니다.

 이런 불면증 환자가 아니라 할지라도 편안한 잠을 위해서는 낮 동안 쌓인 정신적 긴장을 충분히 풀어 주는 과정이 필요합니다. 나의 상황에 맞는 나만의 습관을 기를 수 있다면 더욱 좋지요.

나만의 수면 루틴 만들기

잠을 잘 자기 위한 가장 좋은 방법은 심신을 편하게 하는 취침 전 루틴을 만드는 것입니다. 그 내용은 다음과 같이 정리할 수 있습니다.

1. 취침 시각과 기상 시각을 미리 결정한다

불면증 환자의 경우 침상에 머무는 시간은 평소의 75~80퍼센트 이내로 제한합니다. 믿기 어렵겠지만, 누워 있는 시간이 짧을수록 잠들기가 더 수월해지고 덜 깨기 때문에 깊게 잘 수 있습니다. 처음에는 더 피곤함이 느껴져 힘들지만, 2주 이상 인내심을 갖고 해 봅시다. 이러한 수면제한법은 가장 확실한 불면증 치료법입니다. 불면이 좋아지면 도로 침상에 머무는 시간을 조금씩 늘려볼 수 있으나, 권장하지는 않습니다.

2. 처방받은 수면 약이 있다면, 약 먹는 시간도 미리 정한다

불면증 환자들은 약에 대해 양가적 감정을 가집니다. 약 없이는 잠들기 어려우니, 먹기는 해야겠는데 하도 주위에서 수면 약물의 중독성, 내성, 의존성, 치매 유발에 대해 말하니 덜컥 겁이 납니다. 먹을지 말지를 수차례 고민하다가 처방받은 약을 반으로 자르거나 몇 알을 무슨 약인지도 모르고 이렇게

저렇게 빼고 먹습니다. 결국 줄인 용량으로 잠이 오지 않아 중간에 약을 더 먹게 되니 총량은 기존 처방약과 동일하거나 더 많아집니다.

이런 시간 동안 심신의 이완은커녕 긴장감이 고조되어 취침 전후 각성도가 최고조로 올라갑니다. 당연히 편안한 잠을 자기 어려워지겠지요. 약물에 대해서는 처방해 준 의사와 충분히 상의해 보아야 합니다. 그리고 먹기로 결정했으면 갈등하지 말고 주어진 용법 따라 드시기 바랍니다.

3. 마음을 가다듬고 걱정 노트를 작성한다

불면증 환자는 저녁 빛에 특히 취약합니다. 취침 시간 2시간 전부터 빛 제한을 철저하게 해야 합니다. 저녁 식사도 마쳤고, 해야 할 모든 집안일을 정리했으면 자기 전 마음을 가다듬을 시간입니다.

특히 긴장감이 높고 잠에 대해 걱정이 많은 분들에게 도움이 되는 방법입니다. 취침 전 침대가 아닌 나만의 독립된 공간에 오롯이 앉아 붉은색 스탠드만 켜 놓습니다. 이 공간은 아늑하고 조용하며 다른 사람의 방해가 없어야 합니다. 스스로의 마음을 다독이며 편안하게 하루를 정리할 수 있는 나만의 방식을 찾아야 합니다. 스트레칭, 명상, 근이완법, 호흡법,

독서, 음악 감상, 일기 쓰기 모두 가능합니다.

머릿속이 복잡하고 쓸데없는 잡념으로 잠들기 어렵다면 걱정 노트를 작성해 보세요. 지금 당신을 괴롭히는 고민을 우선순위를 매겨 하나씩 번호 달아서 적어 보는 것이지요.

마음속의 생각을 글로 쓰면 좀 더 객관적으로 바라볼 수 있습니다. 지금 당장 걱정할 일도, 그다지 근심할 일도 아닌데 왜 내가 여기에 매달려서 잠도 못 자는지 싶습니다. 걱정과 근심을 노트 안에 모두 내려놓으셨나요? 이제 가벼운 마음으로 침대로 가면 됩니다.

나만의 취침 전 루틴을 세우고 꾸준히 실천해 보세요. 충분히 이완된 육체에 깃든 마음의 평화는, 당신을 편안한 잠으로 이끌 것입니다.

수면 일기로
수면 상태 파악하기

　건강한 잠을 지키는 것은 마라톤 경주와도 같습니다. 가장 간단하게 할 수 있는 방법은 자신의 수면 습관을 매일 일기처럼 적는 '수면 일기'를 작성하는 것입니다.

　다음에 나오는 표를 참고하여 작성해 보세요. 침대에 들어간 시간에 ↓ 표시를 하고, 침대에서 나올 때마다 ↑표시를 합니다. 중간에 깨서 침대에서 빠져나왔다면 나온 시간에 ↑, 도로 들어간 시간에 ↓ 표시를 합니다. 두 화살표 사이, 실제로 잤다고 느낀 시간을 빗금으로 표시합니다. 낮잠을 잤다면 그 시간도 모두 동일하게 표기합니다. 수면 약을 먹는다면,

수면 일기 예시

❶ 오늘 요일과 날짜를 기재하세요.
❷ 낮잠 잔 일이 있으면 잠든 시간 동안 빗금(▨)으로 표시하세요.
❸ 잠자리에 들어간 시간을 아래 화살표 방향(↓)으로 표시하세요.
❹ 실제로 잠들었다고 생각하는 시간을 빗금(▨)으로 표시하세요.
❺ 완전히 잠자리에서 일어나서 나온 시간을 위 화살표 방향(↑)으로 표시하세요.
❻ 커피 같은 카페인 음료, 술, 약을 섭취한 경우, 운동을 한 경우 메모 칸에 표시하세요.
❼ 지난밤 잤다고 생각한 시간을 쓰세요.(밤잠)

1월 17일 수요일	정오 1 2 3 4 5 6 7 8 9 10 11 자정 1 2 3 4 5 6 7 8 9 10 11 정오	총수면시간 8시간 30분
메모	커피 술 수면제 커피 운동	

월 일 요일	정오 1 2 3 4 5 6 7 8 9 10 11 자정 1 2 3 4 5 6 7 8 9 10 11 정오	총수면시간
메모		

월 일 요일	정오 1 2 3 4 5 6 7 8 9 10 11 자정 1 2 3 4 5 6 7 8 9 10 11 정오	총수면시간
메모		

월 일 요일	정오 1 2 3 4 5 6 7 8 9 10 11 자정 1 2 3 4 5 6 7 8 9 10 11 정오	총수면시간
메모		

월 일 요일	정오 1 2 3 4 5 6 7 8 9 10 11 자정 1 2 3 4 5 6 7 8 9 10 11 정오	총수면시간
메모		

잠을 방해한 요인이 있었다면 적어주세요(스트레스, 코골이, 불편감, 실내 기온, 습도 등)	스트레스					
자고 일어났을 때 느낌	☐ 상쾌 ☑ 보통 ☐ 피곤	☐ 상쾌 ☐ 보통 ☐ 피곤	☐ 상쾌 ☐ 보통 ☐ 피곤	☐ 상쾌 ☐ 보통 ☐ 피곤	☐ 상쾌 ☐ 보통 ☐ 피곤	☐ 상쾌 ☐ 보통 ☐ 피곤
수면 중 깬 횟수	2번	번	번	번	번	번
잠자리에 들어가기 1시간 내에 한 활동을 적으세요 (예: 운동, tv 보기, 독서, 작업)	음주					

복용 시간도 표기해야 합니다.

　최소한 14일 이상 매일 기록해야 하며, 이를 통해 자신의 수면 시간, 수면 패턴, 규칙성까지 명확하게 파악할 수 있습니다. 무엇보다 작성자인 본인에게 수면에 대한 피드백을 주게 됩니다.

　예를 들어, 불면증 환자들은 실제보다 수면을 얕게 그리고 적게 평가하는 경향이 높습니다. 하지만 실제 수면 일기를 꾸준히 작성하다 보면 본인의 수면 시간이 생각보다 길고 불규칙하게 자고 깬다는 사실을 알게 됩니다. 이는 불면증 환자에게 훌륭한 인지 교육이 되고, 행동 치료의 근간이 됩니다.

내 하루를 기록하는 습관을 만들자

　저는 여기에서 한발 더 나아가 식사, 간식, 카페인 음료, 알코올 같은 식이 습관도 작성하도록 독려합니다. 불규칙한 수면 습관은 불규칙한 식이를 초래하여 체중 과다 혹은 미달 그리고 소화 불량, 설사, 변비 등의 위장 증상도 유발하기 때문입니다. 스스로 자각하는 계기가 됨과 동시에 의료진에게 정확한 정보를 제공할 수 있는 자료가 됩니다.

　최근에는 디지털헬스 기술의 발달로 스마트워치와 같은 기기 또는 스마트폰 내의 앱도 개발되어 점차 쓰임이 많아지고 있습니다. 수면 일기에서 보여 주지 못하는 하루 운동량과 수면 단계, 수면 품질까지 측정하여 제시하는 등 훨씬 더 많은 정보를 제공하고 있지요.

게다가 요새는 잘못된 수면 습관에 대한 해결 방법까지 알려 주며 사용자들의 행동 변화를 도모하는 플랫폼도 많습니다. 아직은 의료기기가 아닌 웰니스 제품으로 분류되었기 때문에 의료진의 중재 없이 사용자가 스스로 사용할 수 있습니다. 본인에 맞는 제품을 선택하여 사용한다면 큰 도움이 될 것으로 보입니다. 꾸준한 모니터링과 자기 관리로 건강한 잠, 건강한 삶을 영위해 나가길 기원합니다.

4장

불면의 시대에 꼭 필요한 수면 진료

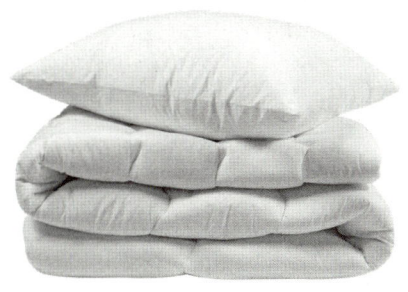

나는 수면장애 환자일까?

국내에 수면의학이 본격적으로 들어와서 임상의학의 한 분야로 자리 잡은 지 20년이 조금 넘었습니다. 다른 임상의학에 비해서는 아직 걸음마 단계입니다. 현재 국내 의료계에 있는 많은 의사들은 수면장애와 수면 질환을 낯설어하고 관련 지식이 높지 않습니다.

이제까지는 대학병원을 중심으로 수면 클리닉이 운영되었으나, 2018년 하반기부터 수면무호흡증과 기면증 및 특발성 수면과다증에 한하여 수면다원검사에 대한 보험 급여가 적용되면서, 1차 의료 기관에서 수면 클리닉 신설이 폭발적으로 증가했습니다.

하지만 국내 수면의학의 역사가 짧고 임상 경험이 충분히 쌓이지 않아 수면 클리닉 진료의 표준화는 아직 이루어지지 않았습니다. 수면 클리닉은 저와 같은 신경과 의사 외에도 이비인후과, 정신건강의학과, 내과, 소아청소년과, 치과 의사도 진료를 할 수 있기 때문에 각 전공 과목별 진료 방법이 조금씩 다를 수 있습니다.

스스로 판단할 수 있는 수면장애 증상

수면 클리닉을 찾는 환자들은 밤 증상과 낮 증상 모두 갖고 있습니다. 대표적인 밤 증상은 불면이지요. '잠들기 어렵다', '자주 깬다', '일단 깨면 도로 못 자겠다', '선잠 잔다' 등등 많은 증상을 호소합니다. 또한 코골이와 무호흡, 잠꼬대, 악몽, 이갈이 등으로 힘들어하는 분들도 많이 계십니다.

요새는 수면 중 이상 행동에 관한 고민도 많습니다. 자다가 꿈속에서 한 행동을 실제로 하는 증상이지요. 욕을 하기도 하고 자다가 중간에 깨서 음식을 먹고 돌아다닙니다. 스스로는 본인의 코골이나 수면 중 이상 행동을 인지하지 못하고 보호자에 의해 클리닉을 방문하는 환자도 많습니다.

그렇다면 수면장애의 낮 증상에는 무엇이 있을까요? 다음과 같은 증상이 해당됩니다.

- 낮에 졸리고 피곤하다.
- 집중력이 떨어지고, 반응이 둔하고, 일 효율이 떨어진다.
- 기억력이 저하된다.
- 감정 조절이 안 되고 짜증을 잘 낸다.
- 의욕이 떨어지고 살맛이 안 난다

'나는 충분히 잘 잔다', '수면에 문제가 없다'라고 말하는 사람들도 위와 같은 낮 증상에 대해 물어보면 대개 두 가지 이상 해당한다고 이야기합니다. 어린이의 경우 위에 나오는 증상에 해당하지 않더라도 주위가 산만하고 과잉 행동이나 폭력적 행동을 하기도 합니다.

이렇듯 <u>나의 평소 모습을 주의 깊게 살펴보는 것만으로도 나의 수면 상태를 파악할 수 있습니다.</u> 만약 앞서 말한 증상이 계속 이어진다면 야간 수면에 문제가 있을 가능성이 높습니다. 전문가의 도움을 꼭 받아야 합니다.

진료를 받기 전
꼭 확인해야 할 것들

클리닉을 처음 방문하면 의사를 만나기 전 기본 정보와 설문지를 직접 작성합니다. 사전에 획득한 정보는 수면 의사가 환자의 수면 관련 문제를 철저하게 파악하여 정확한 진료 계획을 수립할 수 있도록 도와줍니다.

기본 정보 및 병력 확인

가장 먼저 나의 기본 정보를 작성하는 시간을 갖습니다. 다음과 같이 기본적인 인적사항부터 습관, 약불 복용 여부 등을 적습니다. 상세히 적을수록 수면 의사가 환자의 상태를 더 확실히 파악할 수 있습니다.

- 성별, 연령
- 신장, 체중, 체질량 지수
- 근무 형태, 근무 시간
- 카페인 음료, 알코올, 흡연
- 운동
- 동반 질환: 대사성 질환, 신경계 질환, 정신과 질환
- 복용 약물 종류와 용량
- 수면제 복용 여부와 종류
- 수면 방해 요인: 침실 파트너, 소음, 밝기, 온도, 습도

이때 술, 카페인 음료, 흡연의 경우 다음과 같이 주당 복용 횟수와 용량까지 적어 주세요. 치료 계획 수립에 큰 도움이 됩니다. 운동을 한다면 규칙적인지, 불규칙한지, 어떠한 운동을 몇 시간씩 하는지 적습니다

- 술: 주 3회, 소주 1병씩, 20년
- 카페인 음료: 커피 하루 2잔, 콜라 하루 1잔, 20년

- 매일 걷기 30분, 주 2회 수영 1시간, 1년

현재 겪고 있는 질병과 복용 약물도 가능한 상세하게 적어 주세요. 고혈압 약, 고지혈증 약, 우울증 약 등 불면과 악몽을 초래하는 약물이 꽤 많습니다. 복용하고 있는 약물만 정리하여 줄여도 수면장애가 상당히 해소됩니다. 다음 표에 불면증과 악몽을 유발하는 약물을 정리해 두었으니 참고해 보세요.

불면증과 악몽을 유발하는 약물

불면증	스테로이드 제제(코르티코스테로이드)
	고지혈증 약물(아토르바스타틴, 프라바스타틴)
	위식도 역류 치료 약물(양성자 펌프 억제제: 오메프라졸, 라베프라졸)
	항우울제(선택적 세로토닌 재흡수 억제 항우울제: 피록세틴, 플루옥세틴, 설트라린)
	잔틴(테오필린, 카페인)
	항정신성 약물(리스페리달, 할로페리돌, 클로르프로마진, 프로클로르페라진)
	항부정맥 약물(아미오다론)
	항발작 약물(페니토인)
	수면 약(세로토닌 길항제 및 재흡수 억제제: 트라조돈)
악몽	항히스타민제(몬테루카스트, 자피를루카스트)
	항부정맥 약물(베타길항제)
	항파킨슨 약물(레보도파)
	삼환계 항우울제(아미트리프틸린)

이제 본격적으로 수면 조사에 들어갑니다. 침대에 들어간 시간, 자려고 마음을 먹은 뒤 잠들기까지 걸린 시간(수면 약물을 복용할 경우, 약물 복용과 복용하지 않을 때를 나눠서 적기), 침대에서 나온 시간을 적습니다. 잠이 깼으나 계속 누워 있었다고 해도 결국 침대 밖으로 나온 시간을 적습니다. 평일과 휴일의 수면 습관이 다른 경우가 많지요. 반드시 분리하여 작성해야 합니다.

수면 습관 응답표 예시

지난 한달 동안의 당신의 평상시 수면 습관들에 대한 질문입니다.	평일	휴일
평소 몇 시에 잠자리에 드나요?	__시 __분	__시 __분
밤에 잠자리에서 잠이 들기까지 얼마나 걸리나요?	__시 __분	__시 __분
평소 몇 시에 잠자리에서 나오나요?	__시 __분	__시 __분
하루 평균 몇 시간 주무시나요?	__시 __분	__시 __분
낮잠은 하루 평균 얼마나 주무시나요?	__시 __분	__시 __분

젊은 불면증 환자일수록 정확한 시간을 말하기 어려워합니다. 그만큼 불규칙하기 때문이지요. 그때는 범주를 적어 줍니다(예: 밤 12시~새벽 2시). 수면 습관만 확인해도 수면 문제를 절반 이상 파악하여 대책을 강구할 수 있습니다. 다음과 같은 예시를 들 수 있습니다.

• 잠자리에 들어가고 나오는 시간이 늦고 불규칙하다 → 지연위상수면증후군 → 취침 전 멜라토닌 복용과 병행하는 기상 직후 밝은 빛 치료

• 침대에 누워 있는 시간에 비해 자는 시간이 짧다 → 잘못된 수면위생에 따른 불면증 → 수면제한법(불필요하게 누워 있는 시간을 줄이고 실제 수면 시간보다 30분~1시간 정도만 더 누워 있게 함)

• 평일과 휴일간의 취침-기상 시간이 다르다 → 사회적 시차 → 수면위생 교육 및 수면-각성 시간 재조정

세 가지 수면 설문지 작성하기

수면 습관을 파악했으니 이로 인한 수면 증상을 조사해야 합니다. 수면 관련 설문지의 종류는 매우 많습니다. 하지만 제가 근무하고 있는 삼성서울병원 수면 클리닉에서 사용하고 있는 핵심적인 설문지는 다음에 나오는 세 가지입니다.

1. 수면증상질문지(Samsung Sleep Questionnaire, SSQ)

저의 연구팀이 개발한 설문지로, 환자들에게 관찰되는 수면 질환의 전형적 증상이 있는지 표시하게 합니다. 수면 클리닉에 방문 환자의 문제를 한눈에 볼 수 있는 지표이지요.

환자들은 한 개 이상의 수면 문제를 갖고 있는 경우가 많으

나, 진료실에서 의사에게 미처 말하지 못하거나 잊어버릴 때가 종종 있습니다. 수면 의사도 환자가 말하는 증상에 대해 조금 더 심도 있는 질문을 할 수 있어서 편리합니다.

수면증상질문지 예시

지난 4주 동안 다음의 수면 문제가 있었는지 '네' 또는 '아니오'에 표시해 주세요.	네	아니오
1. 잘 때 코골이가 있습니까? 코를 골면서 잡니까?		
2. 자는 도중 잠깐 숨이 멈추는 증상을 다른 사람이 본 적 있습니까?		
3. 밤에 자다가 2번 이상 깨서 화장실에 갑니까?		
4. 잠들기가 어렵습니까?		
5. 깊은 잠을 못 자고 선잠을 잡니까?		
6. 잠꼬대를 합니까?		
7. 자다가 꿈 속의 행동을 그대로 합니까?		
8. 예전보다 낮잠이 늘었습니까?		
9. 자다가 쥐 나는 것처럼 팔 다리가 아파서 깹니까?		

1, 2, 3번 '네' 선택의 경우 → 수면호흡장애
3, 4, 5번 '네' 선택의 경우 → 불면증
6, 7번 '네' 선택의 경우 → 렘수면 행동장애
8번 '네' 선택의 경우 → 수면호흡장애/불면증
9번 '네' 선택의 경우 → 다리 쥐, 주기적 다리떨림증, 하지불안증후군

2. 밤 불면증 심각도 평가와 낮 졸음증 평가

환자들의 밤과 낮 증상 모두 확인해야 합니다. 수면장애는 반드시 주간 활동에 장애를 초래하기 때문입니다. 다만, 개인의 감수성과 질환의 심각도에 따라 장애 정도가 다를 수 있습니다. 환자 스스로 주간 졸림증 자가진단표(Epworth Sleepiness Scale, ESS) 불면증 자가진단표(Insomnia Severity Index, ISI)를 작성하고 총점을 냅니다.

주간 졸림증 자가진단표 예시

아래의 상황들에서 당신은 어느 정도 졸음을 느낍니까?	전혀 졸리지 않다 0	가끔 졸리다 1	종종 졸리다 2	자주 졸리다 3
앉아서 책(신문, 잡지, 서류 등)을 읽을 때				0
텔레비전을 볼 때				0
공공장소(모임, 극장 등)에서 가만히 앉아 있을 때				1
1시간 정도 계속 버스나 택시를 타고 있을 때				0
오후 휴식시간에 편안히 누워 있을 때				1
앉아서 누군가와 대화를 하고 있을 때				1
점심 식사 후 조용히 앉아 있을 때(반주를 곁들이지 않은)				0
차를 운전하고 가다가(혹은 보조석에 앉아서 가다가) 교통 체증으로 몇 분간 멈추어 서 있을 때				0
총점				3

(출처: A new method for measuring daytime sleepiness: the Epworth Sleepiness Scale)

10점 미만: 정상 범위
10점 이상: 주간 졸림증이 있음
14~18점: 중등도의 주간 졸림증
19점 이상: 심한 주간 졸림증이 있음

불면증 자가진단표 예시

지난 2주 동안 귀하의 불면증 문제의 심한 정도에 대해 선택해 주시기 바랍니다.	전혀 없다 0	약간 있다 1	중간 정도 2	심하다 3	매우 심하다 4
잠들기 어렵다				✓	
잠을 유지하기 어렵다(자주 깸)				✓	
쉽게 깬다			✓		
현재 수면패턴에 대해 얼마나 만족하고 계십니까?				✓	
경험하는 수면 장애가 일상기능을 어느 정도로 방해한다고 생각하십니까?				✓	
삶의 질 저하 측면에서 귀하의 수면 장애를 다른 사람이 얼마나 쉽게 알아차릴 수 있다고 생각하십니까?	✓				
현재 수면 장애에 관하여 얼마나 걱정하고 계십니까?				✓	
총점			17		

(출처: Validation of the Insomnia Severity Index as an outcome measure for insomnia research)

0~7점: 유의할 만한 불면증이 없습니다.   15~21점: 중등도의 불면증이 있습니다.
8~14점: 약간의 불면증 경향이 있습니다.   22~28점: 심한 불면증이 있습니다.

주간 졸림증 자가진단표와 불면증 자가진단표의 총점을 이용하여 다음의 2×2 불면 진단표를 만들 수 있으며, 불면과 졸음 정도를 파악하여 진단 추정에 활용합니다. C-1은 주간 졸림증 자가진단 점수가 7점 미만일 때, C-2는 주간 졸림증 자가진단 점수가 7점 이상일 때를 의미합니다.

2×2 불면 진단표

A 밤에 잘 자는데, 낮에 졸려요	B 밤에 못 자는데, 낮에 졸려요
C-1　　C-2 밤에 잘 자고, 낮에 안 졸려요	D 밤에 못 자는데, 낮에 안 졸려요

밤 불면 낮 졸림 심각성 기반으로 추정한 수면 질환

A 만성 수면(시간) 부족 / 수면호흡장애	B 기면병 / 일주기 리듬 수면장애 / 수면호흡장애
C-1　　　C-2 정상 수면　생활습관형 　　　　　불면증	D 일차성 불면증 (정신생리성 불면증)

　　2×2 불면 진단표에 나오는 각 군의 특징으로 수면 질환을 추측할 수 있습니다. 물론, 추정 수면 질환과 최종 진단이 다른 경우도 있습니다. 하지만 이 분류를 통해 수면 의사는 환자가 느끼는 불편함의 종류와 강도를 한눈에 파악할 수 있어서 향후 진단 방향을 결정하는데 큰 도움이 됩니다.

불안 검사와 하지불안증후군 검사

불면의 심각도가 심한 경우(주간 졸림증 자가진단 15점 이상), 우울과 불안 정도를 평가하기 위하여 HADS(환자의 불안이나 공포의 대상을 파악하는 척도)와 벡의 우울척도(BDI)를 추가로 작성합니다. 우울과 불안이 심하여 불면이 왔는지, 불면 때문에 우울과 불안이 발생했는지는 알 수 없습니다. 다만 두 증상은 서로 영향을 주며 공생하는 경향이 있으므로 반드시 동반 여부와 심각도를 평가하여 필요하면 불안과 우울 치료를 병행해야 합니다.

한편, 주관적 증상이 없다고 표기한 C-1 그룹은 과연 정상 수면을 하고 있을까요? 본 클리닉의 조사에 따르면 C-1그룹에 속하는 환자들의 30퍼센트에서 임상적으로 유의미한 수면호흡장애가 검출되었고, 그중 80퍼센트는 남성이었다는 점은 매우 흥미롭습니다.

자기 전 다리 불편함을 호소한다면 한국판 IRLS(국제하지불안척도)를 추가하여 불편함의 정도와 일상생활 저해 정도를 파악합니다. 하지불안증후군의 약물을 선택하고 용법을 결정하는 데 지침이 됩니다.

만약 자다가 꿈속의 행동을 한다면 한국판 렘수면 행동장애 진단 설문지(RBDQ-KR)를 추가로 작성합니다. 꿈의 내용과 행동 양상을 상세하게 파악할 수 있습니다. 물론 렘수면 행동장애가 의심되면 신경퇴행 질환의 동반 여부를 확인하기 위해 면밀한 신경학적 검사 및 후각 검사가 포함됩니다.

신체검사에 포함되는 말람파티 검진법

이제 의사를 만나러 갈 시간입니다. 사전 작성한 기본 정보와 설문지를 바탕으로 상세한 병력 청취가 시작됩니다. 수면호흡장애가 의심되면 신체적 검사의 일환으로 얼굴과 목, 배 등을 유심히 보고 목 안을 들여다봅니다. 턱이 작거나 목이 짧고 굵거나 배가 나온 경우 코골이나 수면무호흡증의 가능성이 높습니다.

목 안을 들여다보기 위해 '말람파티 분류'를 사용해 목 안의 편도와 목젖, 혀의 크기를 보는 방법이 있습니다. 다음에 나오는 그림과 같이 목 안의 구조물 크기에 따라 말람파티 점수를 매길 수 있습니다. 3점 이상의 경우 수면호흡장애가 강력히 의심되므로 수면다원검사를 보험 급여로 처방합니다. 또한 고혈압, 당뇨, 뇌혈관 질환, 심장 질환 중 한 가지가 있거나 체질량지수가 30 이상이라면 더 주의 깊게 살펴보아야 합니다.

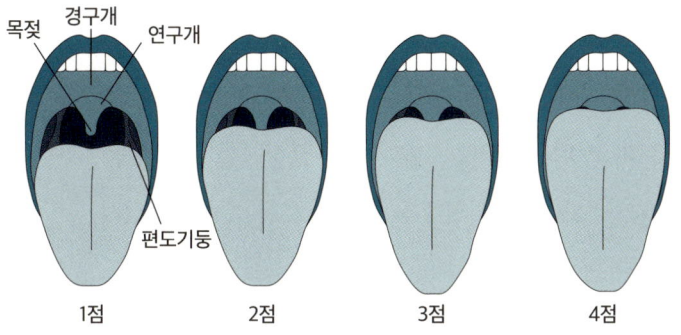

(출처: A clinical sign to predict difficult tracheal intubation: A prospective study)•

사전 정보가 자세할수록 의사가 추정할 수 있는 수면 질환과 필요한 검사 항목의 고려 폭이 넓어지니 최대한 많은 정보를 기록해 주세요.

수면 질환을 예측하는 알고리즘

2023년 제 연구팀과 기초과학연구원, 한국과학기술원의 수리과학팀이 공동 연구••를 통해 수면장애의 위험성을 예측하기 위한 알고리즘을 개발했습니다. 슬립스(SLEEPS, SimpLe quEstionnairE Predicting Sleep disorders)라고 명명한 알고리즘으로, 기계 학습에 기반하여 선정한 간단한 질문과 성별, 연령, 신장, 체중 값을 토대로 세 가지의 수면 질환(수면호흡장애, 만성 불면증, 수면호흡장애를 동반한 불면증)의 위험도를 90퍼센트의 정확도로 예측합니다.

예를 들어 슬립스 검사 결과 수면호흡장애 위험도가 70퍼센트라고 나왔다면, 실제 수면다원검사를 시행했을 때 수면호흡장애가 발견될 확률이 70퍼센트임을 의미합니다.

슬립스 사이트(www.sleep-math.com)를 통해 누구나 수면 질환 여부를 예측할 수 있고, 몸무게 변화나 나이가 듦에 따른 수면 질환 위험도 변화도 살펴볼 수 있습니다. 병원 방문 전 본인의 수면장애를 사전 조사할 수 있어서 매우 유용합니다. 무료로 사용 가능합니다.

수면다원검사의
진행 과정

 건강한 잠의 3대 요인(수면 시간, 수면 품질, 수면 주기), 기억하십니까? 환자가 작성한 설문지를 바탕으로 한 정보가 언제나 정확하지는 않습니다. 기억에 의존할 때도 있고 불규칙할 때도 많습니다.

 무엇보다 잠은 주관적 느낌과 객관적 정보 사이의 간극이 큽니다. 불면이 심하거나, 우울증과 같은 감정 장애가 있거나, 인지 기능이 떨어질수록 그 간극은 더 커집니다. 따라서 반드시 객관적인 검사 도구로 현재 나의 수면 상태를 파악해야 합니다.

활동기록기와 수면 일기를 활용하자

　수면 시간과 수면 주기는 활동기록기와 수면 일기로 평가합니다. 집에서 착용하는 손목형 웨어러블 장비인 활동기록기는 움직임으로 수면과 각성을 파악하여, 매일의 수면 주기와 수면 시간을 그림으로 보여 줍니다. 가능한 14일, 최소한 7일 이상 착용해야 하며 휴일이 반드시 포함되어야 합니다.

　수면-각성 주기 외 활동기록기가 제공하는 정보에는 활동량과 빛 노출량이 있습니다. 시간별 활동량과 빛 노출량까지 알 수 있어서 치료 계획 수립에 큰 도움이 됩니다. 수면 품질, 즉 수면 잠복기, 수면 효율, 중간에 깨서 못 잔 시간도 알 수 있습니다.

　하지만 움직임으로만 추정한 값이므로 정확성에 제한이 있는 만큼 참고용으로만 사용하기를 추천합니다. 정확한 수면 품질은 수면다원검사로 파악해야 합니다.

수면 품질을 확인하는 수면다원검사

　수면다원검사는 수면 품질을 파악하고 대표적인 수면 질환인 수면호흡장애와 주기적 다리떨림증을 진단할 수 있는 표준 검사입니다. 다음에 나오는 그림과 같이 몸에 여러 센서를

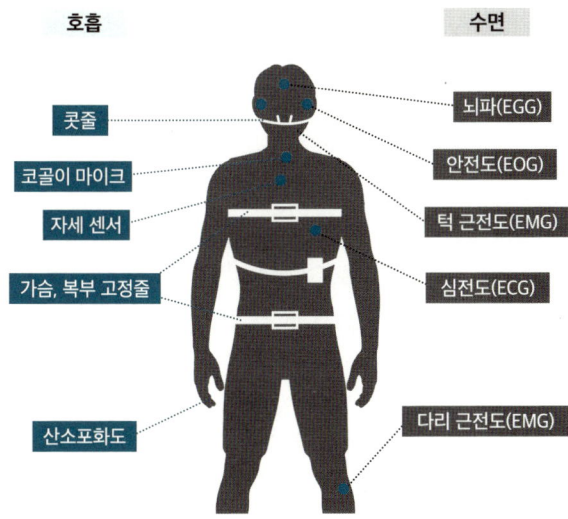

부착한 뒤 표준화된 검사실에서 하룻밤을 자면서 수면과 호흡을 동시에 측정합니다.

국내에서는 2018년 하반기부터 폐쇄성 수면무호흡증과 기면증 또는 특발성 과다수면증 의심 환자에 대해 수면다원검사에 한하여 보험 급여를 인정하고 있습니다.

1. 폐쇄성 수면무호흡증에 대한 수면다원 검사의 보험급여 인정 기준

아래의 가, 나 또는 가, 다의 조건을 만족하는 경우

가. 임상증상: 주간졸음, 빈번한 코골이, 수면무호흡증, 피로감, 수면 중 숨막힘, 잦은 각성 중 1가지 이상 증상 동반

나. 신체검진: 말람피티 정도 3번 이상 혹은 편도선 크기 2~3번 이상

다. 동반질환과 체중: 고혈압, 당뇨, 뇌혈관질환, 심장질환 중 한 가지가 있거나 체질량지수 30 이상

2. 수면다원검사 및 다중수면잠복기검사 보험급여 기준(기면증 또는 특발성 과다수면증)

아래의 가, 나 또는 가, 다의 조건을 만족하는 경우

가. 웹워스 졸음증 척도(Epworth sleepiness scale) 10 이상.

나. 과도한 주간 졸림증과 허탈발작이 동반될 때(NT1, narcolepsy with cataplexy).

다. 하루에 7시간 충분히 잠을 자도, 과도한 주간 졸림증이 3개월 이상 지속되어 일상생활에 불편을 초래할 때(NT2 or idiopathic hypersomnia).

수면다원검사의 진행 과정은 다음과 같습니다. 검사 예약

당일 저녁 식사를 마치고 저녁 8시까지 수면검사실에 입실합니다. 검사실은 독립된 1인실이며, 조용하고 안락하며 쾌적해야 합니다. 뇌파 검사가 동반되므로 벽과 문은 닫혀 있습니다. 검사 시작 전 필요한 설문지를 작성하고 대기합니다.

20여 개의 센서를 머리와 얼굴, 몸에 부착하고 장비에 연결하여 작동되는지 확인하는 데 약 90분 정도가 소요됩니다. 검사의 시작과 종료는 환자의 평소 수면-각성 주기에 맞춥니다. 검사 시작 직전 뇌파를 포함한 다른 센서들의 작동이 잘 되는지 모의검사를 시행한 뒤 문제가 없다면 불을 끕니다.

수면 시간 동안 검사자는 검사실 밖에서 모니터를 보면서 각 센서가 잘 기록되는지 밤새 확인합니다. 방 내부에는 적외선 카메라가 있어서 환자의 수면 중 이상 행동을 관찰합니다. 큰 문제가 없다면 검사자는 가능한 환자의 수면을 방해하지 않습니다. 다음 날 아침 환자가 깨어남과 동시에 검사는 종료됩니다.

수면다원검사의 판독 기준

수면다원검사의 판독은 다음과 같습니다. 수면 기회는 420분 이상 제공되며, 30초 단위(1 에포크)로 평가하므로 하룻밤에 840여 개의 에포크가 발생합니다. 검사자는 모든 에포크를 시각적으로 확인하면서 판독합니다. 수면 판독은 미국수면학회에서 제안한 세계 공통의 판독 원칙을 따릅니다.

뇌파를 보면서 매 에포크마다 수면 단계(논렘수면 1, 2, 3단계와 렘수면)를 결정하고, 각성을 표기하며 그 원인을 일일이 기록합니다(호흡 장애로 인한 각성, 다리떨림증에 의한 각성, 특별한 원인 없이 발생한 각성). 불을 끈 후 처음 수면 단계(어떤 단계이든) 출현까지 걸린 시간을 잠들기까지 걸린 시간(분), 즉 '수면 잠복기'라고 하며, 첫 수면 단계부터 첫 렘수면이 출현하기까지 걸린 시간(분)을 '렘수면 잠복기'라고 합니다. 자다가 중간에 깨서 도로 못잔 시간(WASO)도 표기합니다. 침상에 누워 있는 시간과 실제 수면 시간을 분 단위로 계산하고, 이를 근거로 수면 효율을 구하여 수면장애의 심각도를 평가합니다.

호흡센서를 보면서 무호흡과 저호흡을 찾아 지속 시간과 이에 따라 변화하는 산소포화도 흐름을 표기합니다. 호흡 노력에 따라 폐쇄성, 중추성, 복합성 무호흡 또는 저호흡으로 나눕니다. 수면 시간 동안 비정상적인 호흡의 총 발생 개수를 구해 실제 수면 시간으로 나눈 값을 '수면 무호흡-저호흡 지수(AHI)'라고 하며, 폐쇄성 수면무호흡증후군의 진단과 심각도 평가 지표로 사용합니다(경증: AHI 5~15/시간, 중등도: AHI 15~30/시간, 중증: AHI ≥ 30/시간).

양 다리의 정강이 근육(앞정강근)에 부착한 전극의 변화를 보면서 수면 중 비정상적인 다리 움직임을 확인합니다. 그 움직임이 주기적으로 발생하는지, 움직임에 의해 뇌파의 각성이 일어나는지 봅니다. 시간당 15회 이상 주기적으로 다리 움직임이 발생하면 '주기적 사지운동증(PLMD)'이라는 수면 질환으로 진단하며, 시간당 5회 이상 다리 움직임에 의해 각성이 발생한다면, 다리 움직임을 억제하는 약물 치료를 고려합니다. 이러한 하룻밤 사이의 수면다원검사로 총 48개의 수면 지표를 얻을 수 있습니다.

야간 수면다원검사와 다중수면잠복기검사

주간 졸림증이 심하고, 탈력 발작(감정 변화에 몸 전체 혹은 얼굴 일부의 힘이 일시적으로 빠지는 증상) 혹은 취침 전후 환각이 있다면, 기면증을 의심하여 야간 수면다원검사와 다음날 낮잠 검사인 다중수면잠복기검사(MSLT)를 시행합니다. 낮잠 검사는 야간 검사가 종료된 지 2시간 후부터 시작합니다.

검사 전 호흡 센서와 다리 전극은 제거하고, 수면 단계와 수면/렘수면 잠복기를 측정하는 6채널 뇌파, 안전도, 턱근전도 전극만 유지합니다. 아침 7시에 기상했다면 2시간 후인 오전 9시부터 검사를 시작하여 2시간 간격으로 총 4~5회 낮잠 기회를 제공합니다.

불을 끄고 취침을 권유하며 얼마나 빨리 잠에 드는지, 자는 동안 렘수면이 출현하는지 확인합니다. 주어진 20분 내에 잠이 들면, 잠든 후 15분까지 수면 기회를 제공하고 불을 켭니다. 반면, 불을 꺼도 잠들지 못하면 20분 만에 종료합니다. 검사와 검사 사이의 2시간 동안 졸거나 자지 않는 것이 중요합니다.

매 낮잠마다 수면 잠복기를 측정하고 렘수면이 출현했다면 렘수면 잠복기까지 구합니다. 4~5회 낮잠 동안의 평균 수면 잠복기와 렘수면 출현 횟수 및 출현한 렘수면 잠복기의 평균값을 구합니다.

평균 수면 잠복기가 8분 이하이면 병적인 낮 졸음이 있다고 판단합니다. 여기에 렘수면 출현 횟수가 2회 이상 발생하면 기면증으로 판단할 수 있습니다. 특발성 수면과다증의 경우, 평균 수면 잠복기는 병적으로 짧으나, 렘수면 출현 횟수가 2

회가 되지 않습니다.

다만, 이런 짧은 수면 잠복기는 만성적인 수면 박탈이나 지연수면위상증후군(올빼미형의 극단적 형태)에서도 나타날 수 있으니 해석에 주의가 필요합니다. 수면 검사 및 다중수면잠복기검사 2주 전부터 활동기록기 또는 수면 일기를 시행하여, 수면 부족이나 수면 주기 이상에 의한 졸음증을 배제한 뒤 검사를 진행해야 합니다.

수면 의사는 이 모든 결과를 통합적으로 판단하여 진단을 내리고 치료 방침을 정하게 됩니다. 이제, 수면 클리닉에서 어떠한 절차로 진료를 받는지 이해했을 것으로 생각합니다. 동일한 수면 질환으로 진단받더라도 환자의 성별과 연령, 여러 상황에 따라 발생 원인 및 치료가 달라질 수 있습니다.

5장

여성과 남성의 수면은 다르다?

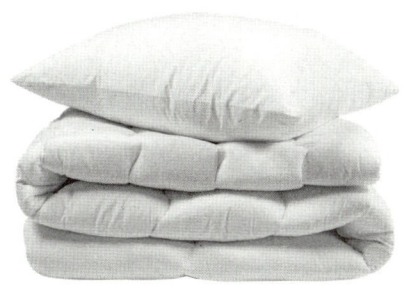

잠 못 이루는
여성이 많은 이유

생물학적 남녀 사이에 존재하는 의학적 차이를 연구하는 '젠더의학' 또는 '성차의학'이 최근 크게 각광받고 있습니다. 남녀는 병의 원인 및 약에 대한 반응이 다르고 질병 특성도 차이가 있으므로 이를 고려하여 예방, 진단, 치료를 해야 한다는 취지입니다. 남녀 차이가 발생하는 이유는 성호르몬, 혈액, 근육량, 피하지방 분포 등의 차이로 치료에 대한 반응이 다르게 나타날 수 있기 때문입니다.

여성과 남성이 거울에 비친 자신의 모습을 보고 다른 반응을 보이는 그림을 본 기억이 있나요? 날씬한 체형의 여성이 거울로 자신의 모습을 보며 뚱뚱하다고 한숨짓는 반면, 빈약한 체형의 남성은 자신의 모습을 보며 멋있다고 만족합니다. 신체 이미지에도 성차가 존재한다는 의미지요. 흥미롭게도 여성은 스스로를 부정적으로, 남성은 긍정적으로 평가하는 경향이 있습니다.

불면증 환자는 여성이 훨씬 더 많다

이러한 차이는 수면을 대하는 자가 인식과 태도에서도 드러납니다. 전반적으로 여성은 남성보다 잠을 더 못 잔다고 호소합니다. 제가 불면증 클리닉에서 흔히 듣는 여성 환자들의 본인 잠에 대한 평가입니다.

- 잠귀가 밝고 예민하다.
- 자주 깬다.
- 수면 시간이 짧다.
- 젊었을 때부터 잠이 없다.

이러한 특성 때문인지 불면증으로 제 수면 클리닉을 방문하는 여성이 남성보다 4배 더 많습니다. 국민건강보험공단에서

수면 장애 환자 성별 진료 인원

구분		2018년	2019년	2020년	2021년	2022년
성별	남자	355,522	405,826	423,660	445,063	475,003
	여자	499,503	535,280	554,373	592,540	623,816
계		855,025	941,106	978,033	1,037,603	1,098,819

(출처: 국민건강보험공단)

발표한 2018~2022년 진료 인원을 봐도 남성보다 여성 환자가 10만 명 이상 많지요. 그렇다면 객관적으로도 여성의 수면이 남성보다 더 나쁠까요? 수많은 생물의학과 사회과학 연구에서 일관적으로 보여 주는 결과는, 여성이 남성보다 더 많이 잠을 잔다는 사실입니다.

2013년 발표된 미국에서 시행한 대규모 연구(2003~2007년 조사)*에 따르면, 생애주기 전반에 걸쳐 여성이 남성보다 더 많이 잠을 잡니다. 집안일, 육아 등으로 인해 나이에 따른 성차는 존재하나 여성이 남성보다 10여 분 정도 더 잔다고 합니다.

더 흥미로운 점은 남성의 전체 수면 시간이 더 적지만 남성이 여성보다 레저 활동에 30~40분 이상의 시간을 사용한다는 사실입니다. 여성은 집안일과 육아, 직장 생활 등 다양한 일을 모두 하면서도 잠에 더 우선순위를 두는 반면, 남성들은 레저 활동에 우선순위를 두느라 잠을 줄인다고 해석됩니다.

본 연구에서는 참여자의 수면 일기를 바탕으로 수면 시간을 분석했습니다. 대체로 여성이 실제보다 본인의 수면 시간이나 품질을 낮게 평가하는 경향을 고려한다면, 여성의 수면 시간은 남성보다 10분 이상 더 많을 것으로 예상됩니다.

이 연구는 집안일 배분에 상대적으로 평등하다고 알려진 미국인들을 대상으로 얻은 결과입니다. 여성이 집안일을 담당하는 비율이 훨씬 높은 한국에서 같은 조사를 했을 때도 여성의 수면 시간이 남성보다 더 길게 나올지 궁금합니다.

한편, 수면다원검사나 활동기록기를 이용한 객관적 평가에서는 여성의 주관적인 수면의 품질 저하가 관찰되지 않는다는 점은 흥미롭습니다. 객관적 지표 분석을 보면 여성은 남성보다 수면 효율이 더 높고 수면 중 깸이 더 적었습니다.

수면 시간 역시 더 길고 잠들기까지 걸리는 시간이 남성보다 더 짧았지요. 수면 구조를 보아도 논렘 1단계 수면이 적고 논렘 3단계 수면이 많아서 수면 품질도 남성보다 우수하며, 이 경향은 나이가 들수록 더 뚜렷해졌습니다.

여성의 수면 욕구가 더 강한 이유

왜 여성은 수면에 대해서 주관적 평가와 객관적 검사 사이의 차이가 클까요? 이를 설명하려는 여러 해석이 있습니다. '여성이 수면에 대한 욕심과 기대가 더 높기 때문이다', '수면 다원검사 지표 특성이 여성의 주관적 수면장애를 제대로 반영하지 못한다'라는 주장도 그럴 듯합니다.

그중 가장 가능성 높은 설명은 '일주기 리듬이 남녀 간 차이가 있기 때문'이라는 것입니다. 대체로 여성은 아침형 크로노타입이 좀 더 많고(중년기 이후로는 더 뚜렷해짐), 실제 멜라토닌 농도와 최저 체온 도달 시간으로 계산한 일주기 리듬 주기도 여성이 남성보다 더 짧습니다(즉, 아침형 크로노타입에 더 적합).

하지만 여성은 육아, 집안일, 업무 등 더 다양하고 많은 일을 해내야 하지요. 따라서 본인에게 맞는 일주기 리듬보다 늦게 잘 가능성이 높습니다. 본인에게 필요한 시간보다 수면 시간도 짧고 수면의 품질도 떨어지기 때문에 자신의 수면에 대한 평가가 나쁠 것이라는 주장이 가장 설득력 있어 보입니다.

덧붙여 여성은 남성보다 인생을 살면서 생물학적 변곡이 훨씬 더 많습니다. 다음에 나오는 표를 참고하여 여성의 생애주기별 특징을 알아볼까요? 약 13~14세에 초경이 시작되면, 완경 전까지 약 35년 이상 매달 5~7일간의 월경을 겪습니다. 한 달 동안 '난포기-배란기-황체기'를 거치며 여성 호르몬이

여성의 생애주기별 특징

월경주기	• 28일 주기로 여성 호르몬 변화 • 월경전증후군 & 월경 기간: 수면 품질 악화 • 부기, 불면과 과다수면 반복 • 불규칙한 월경주기, 짧은 수면 시간 → 임신 기능 약화
임신	• 호르몬 변화 • 불면과 과다수면 반복 • 체중 증가 • 야뇨, 코골이, 무호흡, 하지정맥류, 하지불안증후군 증가
육아	• 아기와 함께 자는 문화 • 수면 방해 증가(수유, 아기 기척, 이불) • 각성 역치 낮아짐
갱년기	• 신체 증상 50퍼센트 이상 • 걱정(남편, 자식, 돈 등) • 신체 질병 증가(골다공증, 고혈압, 고지혈증, 대장암)
노년기	• 통증 • 여성형 수면호흡장애: 상대적으로 마른 체형, 불면증, 낮 졸음 없음, 심뇌혈관 질환 증가 • 약물의존성 증가 • 기분장애(우울, 불안) 증가

오르락내리락하고 덩달아 수면 양상도 변동을 보입니다. 또한 임신과 육아를 거치며 생물학적 변화뿐만 아니라 이전과 다른 환경적 요인에 의해 수면장애가 발생하게 되지요.

50세 무렵에는 난소의 기능이 다하여 여성 호르몬이 고갈되는 완경이 찾아옵니다. 그리고 수년간 갱년기를 거치며 각종 신체 증상과 더불어 수면 질환이 본격적으로 추가됩니다. 약 65세에 다다랐을 때 갱년기 증상도 수그러들어 노화에 따른 추가적인 수면 질환으로 인한 수면장애가 만성화되는 경우가 많습니다.

여성 생애 전반에 걸친 역동적인 수면의 변동성은 여성 수면의 가장 큰 특성입니다. 이제부터 여성의 생애주기별 수면 문제와 그 해결법에 대해 좀 더 자세히 다루겠습니다.

여성 호르몬이 수면에 미치는 영향

'월경'은 가임기 여성이면 매달 경험하는 현상으로, 21~35일의 주기(평균 28일)를 갖습니다. 월경주기에 관여하는 여성 생식 호르몬들은 이차적으로 중추신경계에 작용하여서 수면과 일주기 리듬에 막대한 영향을 줍니다.

초경이 시작되고 완경에 이르기까지 대략 35년 정도 월경주기를 경험하게 되는데요. 특히 생리 시작 7일 전부터 유방에 통증이 생기면서 기분이 우울하고 피로하며 예민해지는 시기가 옵니다. 잘 자던 여성도 이때는 잠들기가 어렵거나 자주 깨지요. 두통과 복부 팽만이 생기고, 얼굴에는 여드름이

나고, 변비와 설사가 번갈아 오기도 합니다. 이러한 불쾌한 증상으로 사회생활, 직장 생활 또는 인간관계에서 지장을 초래할 때도 많습니다.

생리가 시작되면 대개 모든 증상이 가라앉지만, 다음 월경주기에 증상은 다시 반복됩니다. 이것이 바로 '월경전증후군'입니다. 국내에서는 약 7.3퍼센트 정도의 가임기 여성에서 관찰되고, 외국에서는 조사 방식에 따라 20~95퍼센트까지 높게 보고될 정도로 흔합니다.

여성 호르몬인 에스트로겐과 프로게스테론의 변동에 예민한 여성들에게 흔하게 발생하며 호르몬 변화로 염분과 수분 균형 조절에 이상이 오기도 합니다. 뇌 안의 세로토닌 농도도 낮아서 우울감, 피로, 음식에 대한 욕구가 유발됩니다.

월경주기에 따라 수면 시간과 수면 품질이 변동되는데, 보통 월경주기가 불규칙해지면 수면 질환이 생깁니다. 호르몬 분비 변동에 의해 멜라토닌 분비가 떨어져서 잠들기 어렵고 자주 깨면서 낮에 피곤하고 졸리지요.*

월경전증후군과 수면의 상관관계

27세 윤경 씨는 잡지사 기자입니다. 대학생 때부터 야행성 기질이 강해서 밤늦게 책을 읽거나 공부를 해야 더 효율이 높았습니다. 대학 졸업 후 잡지사 기자로 취직을 했는데, 기사 마감에 맞춰 밤을 새거나 야근을 하는 상황이 많아지면서 이전보다 훨씬 더 수면 시간대가 불규칙해졌습니다. 야식도 많이 먹게 되어 체중도 입사 전에 비해 10킬로그램이 더 늘었습니다.

대학 졸업 전까지는 규칙적으로 하던 월경주기가 점차 늦어지고 건너뛰는 일이 많아졌습니다. 원래 5일이면 끝나던 월경이 짧으면 3일, 길면 2주까지도 이어졌습니다. 월경량도 들쭉날쭉했는데, 어느 때는 월경량이 너무 많아서 월경 기간 동안 휘청거리면서 어지러움을 느끼기도 했습니다.

예전에는 없던 월경전증후군 의심 증상도 생겼습니다. 월경 자체가 불규칙하니 언제 월경전증후군이 시작하는지 예상도 잘 안 된다고 합니다. 짜증이 많아지는 것은 물론 얼굴에 뽀루지가 올라오면서 아랫배가 무겁고 변비가 시작됩니다. 평소에는 늦게 자고 불규칙하긴 해도 잠드는 데 어려움이 없었지만 이 시기만 되면 잠들기까지 30~40분 이상 걸리고 자다가도 계속 깨서 화장실을 갑니다. 다음날은 훨씬 더 피곤하고 집중이 안 되면서 우울해지지요.

이러한 기간이 5일 정도 지속되다가 월경이 시작되면 모든 증상이 사라집니다. 월경통도 너무 심하여 진통제를 하루에 2~3개는 먹어야 견딘다고 합니다. 잘 자고 싶어 약국에서 수면유도제를 사 먹어 보았는데, 그다지 효과가 없어서 중단했습니다. 전형적인 월경전증후군과 연관된 수면장애입니다.

월경전증후군을 최소화하는 방법

월경전증후군을 피할 수는 없으나, 증상을 줄일 수는 있습니다. 윤경 씨는 저녁형 크로노타입에 불규칙한 생활 습관이 겹치면서 월경주기 장애와 월경전증후군이 발생했고, 이로 인한 '이차성 불면증(기저 질환으로 발생하는 불면증)'이 진행된 것으로 보입니다.

직업적인 특성 때문이겠지만 커피와 같은 카페인 음료를 하루에 4~5잔 이상 밤늦게까지 마시고, 운동은 전혀 하지 않고, 하루 종일 앉아 있을 때가 많았지요. 이런 생활 습관도 확실히 불면을 유발하고 악화시킨 요인으로 보입니다.

수면장애가 심한 사람들에게 월경장애 또는 월경전증후군이 발생할 위험이 높다고 알려져 있습니다. 윤경 씨의 증상을 해결하기 위해서는 다음과 같은 특단의 조치가 필요합니다.

1. 야행성 생활 습관 없애기

직업의 특성상 야근을 하는 일이 많을 것입니다. 하지만 마감 시간 때문에 야근이 불가피한 상황이더라도, 최대한 수면 시간을 확보하면서 규칙적으로 자고 일어나야 합니다. 또한 일 끝나고 먹는 야식은 아예 중단해야 합니다.

2. 카페인 줄이기

현재 윤경 씨의 하루 카페인 섭취량은 너무 많습니다. 카페인 음료를 줄여야 하며, 특히 월경전증후군이 발생한 시기에는 아예 섭취하지 않는 것이 좋습니다. 카페인은 방광을 자극하여 야뇨와 빈뇨를 유발하고 불면을 악화시킵니다.

3. 유산소 운동에 집중하기

하루에 1시간 이상 유산소 운동부터 시작하는 것이 좋습니다. 운동은 시간이 나서 하는 것이 아니라 시간을 내서 하는 것입니다. 운동을 꾸준이 해야 수면 품질이 좋아지면서 월경장애와 월경전증후군은 자연스럽게 호전되거나 사라집니다.

3개월 후 다시 만난 윤경 씨는 표정이 매우 밝았습니다. 모든 야행성 습관을 버리지는 못했으나 가능한 밤 10시 전에는 작업을 마치려고 노력한다고 합니다. 야식과 카페인은 아예 중단했고 가끔 디카페인 커피를 마시면서 커피에 대한 갈증을 달랜다고 합니다. 주 3회 필라테스 수업을 받으면서 유산소 운동을 병행하려고 노력하는 중입니다.

이런 몇 가지 행동의 변화만으로도 월경주기가 규칙적으로 돌아왔고, 월경전증후군과 월경통도 이전보다 훨씬 증상이 줄어서 진통제 복용이 필요 없어졌습니다. 무엇보다 월경전증후군과 월경 기간 동안 발생했던 불면이 없어져서 만족스러워했습니다.

<u>충분한 휴식과 평균 7시간 이상의 규칙적인 수면, 꾸준한 운동과 스트레스 관리가 월경전증후군 예방에 가장 중요합니다. 자극적인 음식과 카페인 음료를 삼가고 단백질이 많고 당이 적은 음식을 섭취하면 더 좋습니다.</u>

비스테로이드성 항염증제를 복용하면 월경전증후군이나 월경통은 대부분 가라앉지만, 우울감이 심하면 선택적 세로토닌 방출 억제제 같은 항우울제를 함께 복용하면 도움이 됩니다. 월경전증후군 증상이 매우 심각하면 피임약을 먹을 수는 있지만, 이는 반드시 산부인과 의사와 상의하여 결정하시기 바랍니다.

육아하는 엄마는 항상 잠이 부족하다

아이를 임신하고 출산하기까지 여성의 몸에는 다양한 변화가 일어납니다. 이러한 급격한 변화는 다양한 신체 증상과 함께 수면장애를 유발하지요.

75퍼센트의 임산부가 경험하는 위식도 역류 질환과 야뇨는 대표적으로 수면을 방해합니다. 임신 초기에는 착상과 임신을 촉진하는 여성 호르몬의 급격한 증가로 졸음이 늘어나서 수면 시간이 늘어납니다. 임신 중기에 접어들면서 정상 수면 시간대로 돌아오긴 하나, 불규칙한 자궁 수축, 허리 통증, 다리 경련, 태아 움직임으로 인해 잠에 방해를 받게 되지요.

철분과 엽산 대사에 변화가 생기면서 원래 하지불안증후군이 있던 사람은 증상이 악화되고, 새로 생기는 사례도 많습니다. 임산 후반기로 가면서 체중이 급격히 증가해 코골이, 수면 무호흡, 다리 쥐, 위식도 역류 질환, 자궁 수축이 더 빈번해지지요. 이로 인해 수면이 분절되어 밤에는 잘 못 자고 낮에는 졸리고 피곤한 증상이 심해집니다.

임신 중 수면 건강 관리의 중요성

특히 임신 말기로 갈수록 급격히 증가하는 코골이와 수면무호흡증과 같은 수면호흡장애는 매우 주의할 필요가 있습니다. 임신 전 코골이가 7~11퍼센트 정도 관찰되었다면, 임신 후기로 갈수록 16~25퍼센트까지 상승합니다.

문제는 임신 중 발생하는 수면호흡장애가 수면 중 깸, 수면 분절, 산소포화도 저하에 따른 두통을 일으킬 뿐만 아니라 임신성 고혈압, 자간전증, 임신성 당뇨 등의 합병증을 유발한다는 사실입니다. 또한 태아의 자궁 내 성장 지연, 조산, 저산소성 뇌 손상, 미숙아의 위험성도 높입니다. 따라서 수면호흡장애가 의심되면 신속히 수면다원검사를 받아 적절하게 치료해야 합니다.

최근 초산의 연령이 늦어지면서 임신 중 수면장애와 이로 인한 합병증의 위험성에 대한 우려가 커지고 있습니다. 반드시 산전 검진에서 다리 경련, 하지정맥류, 하지불안증후군, 수면호흡장애 등과 같은 수면 질환에 대한 사전 조사를 받아야 합니다. 일차적으로 철분과 엽산 보충제, 스트레칭, 마사지, 운동 그리고 필요하면 약물 치료와 상기도 양압기 치료를 시행하여 산모와 태아의 건강을 지켜야 하지요.

임신은 결국 끝이 있는 과정입니다. 아이를 낳으면 대부분의 건강 문제가 해결되고 아울러 수면장애도 호전되는 경우가 많습니다. 자연스럽게 임신 중 진행하던 치료도 출산을 한 뒤 종료되지요.

임신과 출산을 지나 시작되는 육아기

이제 임신과 출산보다 더 어렵다고 알려진 육아의 세계가 펼쳐집니다. 어떤 연령대를 의미하는 것은 아니지만, 아이의 수면을 돌봐야 하는 육아기는 인생에 있어 매우 특별한 시기입니다.

아직 많은 한국 부모님들은 아기와 함께 자는 문화를 고수합니다. 아기가 통잠을 자기 전까지는 아기가 깰 때마다 엄마도 함께 깨어나 젖이나 우유를 먹이고 기저귀를 갈아 줍니다. 자다가도 아기 기척이 느껴지면 금방 깨어나 이불을 덮어 주면서 잠을 잘 자고 있나 확인하지요.

이런 육아기를 수년간 겪다 보면 원래 잠을 잘 자던 여성들도 점차 외부 자극에 예민해집니다. 이를 '과각성'이라고 합니다. 일단 과각성이 되면, 시간이 지나 아기가 통잠을 자거나 분리 수면을 한 뒤에도 상승되어 있는 각성 수준이 정상화되지 않아 잠들기 어렵거나 쉽게 잠에서 깹니다. 제대로 치료하지 않으면 결국 '만성 불면증'으로 진행되지요.

워킹 맘의 잠 못 이루는 고민

36세 민주 씨는 13개월 된 아들을 키우는 워킹 맘입니다. 난임 치료를 받으면서 어렵게 얻은 아들이기에 가능한 모든 육아를 직접 하려고 노력했습니다. 이유식도 직접 만들고 아이도 데리고 자면서 최선을 다했으나, 얼마 전부터 우울증이 심해지고 불면이 악화되어 너무 힘들어하고 있습니다.

민주 씨가 직장에서 근무를 하고 집으로 돌아오면 저녁 7시 정도입니다. 베이비시터를 보내고 어젯밤 만들어놓은 이유식을 아이에게 먹이느라 본인 밥은 제대로 먹기 어렵습니다.

얼추 저녁밥을 먹이고 빠르게 집안 정리를 시작합니다. 벌써 밤 9시가 다 되어 갑니다. 얼른 아이를 씻겨야 합니다. 아이는 욕조에서 첨벙거리며 물장난을 치려고 하지요. 혼자 씻기기가 벅찹니다.

밤 10시입니다. 이제는 동화책 두 권을 들고 안방 침실로 갑니다. 아이는 책을 읽으면 자야 하는 시간인 것을 알기 때문에 엄마와 더 놀고 싶어서 이리저리 돌아다닙니다. 아이와 실랑이를 하다가 겨우 아이를 재웁니다. 조용히 나와서 어질러진 욕조와 거실을 치우고 내일 아이가 먹을 이유식을 만들기 시작합니다. 어느새 밤 12시가 넘었습니다.

문득 내일 아침 발표해야 할 프로젝트 정리를 오늘밤에는 마쳐야 한다는 생각이 들었습니다. 식탁에 앉아 내일 프로젝트를 정리합니다. 벌써 새벽 1시입니다. 다 하지는 못했지만, 출근을 해야 하기 때문에 자고 있는 아이 옆에 가서 누웠습니다. 너무 피곤하고 힘듭니다.

그런데 머릿속에는 온갖 생각이 맴돕니다. 내일 발표할 자료 걱정, 회식 가서 아직 들어오지 않는 남편에 대한 원망, 우리 아이가 남들보다 뒤처지면 어쩌지 하는 두려움 등등 생각이 꼬리를 뭅니다. '이러면 안 되는데', '내일 출근하려면 자야 하는데'라고 생각할수록 잠이 더 깹니다.

자다 깨다를 반복하다가 6시 알람 소리에 맞춰 힘든 몸을 일으킵니다. 이런 일상을 매일 6개월 이상 겪으면서 우울과 불안, 불면이 점차 더 악화되고 있습니다. 직장을 그만둬야 하나 심각하게 고민 중인데, 워낙 예전부터 하고 싶었던 일이라 쉽게 포기가 안 됩니다. 이대로 계속 가면 나도 망가지고, 아이도 망칠 것 같습니다.

슈퍼우먼 증후군과 불면

민주 씨의 이야기가 남의 일 같지 않습니다. 한국의 많은 워킹 맘들이 다들 비슷하게 겪는 일상처럼 보이니까요. 민주 씨의 육아와 집안일을 도와줄 수 있는 사람이 보이지 않아 더 안타깝습니다.

하지만 민주 씨도 일종의 '슈퍼우먼 증후군'을 갖고 있는 것 같습니다. 워킹 맘으로 직장과 가정에서의 역할을 모두 완벽하게 해내려 집착한 나머지 심리적으로 신체적으로 큰 스트레스를 받고 있는 상태이지요.

민주 씨의 과각성을 줄여서 잠을 잘 자게 하려면 어떻게 해야 할까요? 우선 민주 씨에게 '아이와 관련된 모든 일을 혼자 해내야 좋은 엄마'라는 강박을 버리도록 했습니다. 절대로 육아와 집안일은 혼자 할 수 없는 문제입니다. 워킹 맘이고 아니고는 중요하지 않습니다. 남편과 다른 가족들에게 반드시 도움을 요청해야 합니다. 도와줄 사람이 없다면, 베이비시터의 근무 시간을 좀 더 연장해야 합니다.

민주 씨는 아이가 일찍 자지 않으려 한다며 아이 수면에 문제가 있는 것이 아닌지 걱정하지만, 제가 보기에 아이의 수면은 전혀 문제가 없습니다. 부모가 늦게 자면 자연스럽게 아이도 늦게 자는 것뿐입니다. 다행히 아이는 일단 잠이 들면 8시간 이상 깨지 않는다고 하니 아이로 인한 민주 씨의 수면 방해는 없었습니다.

<u>민주 씨는 수면 시간을 최대한 확보하는 것이 우선입니다. 육아와 집안일, 직장 일 때문에 나의 수면 시간을 희생하면 안 됩니다. 하던 일을 그만 두더라도 제시간에 자야 합니다.</u>

'좋은 엄마' 강박에서 벗어나는 걱정 노트

그렇다면 머릿속에서 떠도는 그 근심들은 어떻게 해야 할까요? 제가 생각하는 최선의 방법은 바로 걱정 노트를 적는 것입니다. 누웠는데 오히려 머리가 더 복잡해지면 침대에서 나와 하나하나 걱정을 적기 시작해 보세요.

그렇게 고민하던 문제도 일단 글로 적어서 읽어 보면 별거 아닌 것 같습니다. 적어도 잠을 설쳐 가며 고민할 문제는 아니지요. 매일 걱정 노트를 적다 보면 어느새 노트에 적을 고민이 없어져서 쉽게 잠이 든 나의 모습을 발견하게 됩니다.

다시 내원한 민주 씨는 걱정 노트의 놀라운 효과에 대해 이야기했습니다. 첫 일주일 동안 열심히 걱정과 근심을 적어 내려갔다고 합니다. 일주일이 지나니 그동안 고민했던 직장 고민, 아이 걱정이 사실은 자신의 욕심이 과하여 벌어진 일들이 아닌가 하는 반성이 되었다고 합니다. 머릿속에서만 생각했을 때는 잘 못 느꼈는데, 글자화해서 객관적으로 보니 더 분명해졌다는 것이죠.

어느 순간 '에라 나도 모르겠다. 내일 일은 내일 걱정하자'라는 마음이 들기 시작하더니, 잠들기가 훨씬 수월해졌다고 기뻐했습니다. 과각성이 호전되어 잠을 잘 자니 육아에 대한 과한 책임감과 부담도 덜 느끼게 되었습니다. 이제 이유식은 배달시켜서 먹기로 했고, 베이비시터 근무 시간을 더 늘려서 아이 저녁과 목욕까지 부탁했습니다. 남편을 설득하여 좀 더 적극적으로 육아에 동참하게 했고, 자신의 회사 업무도 조금 줄여서 천천히 그러나 꾸준히 가기로 다짐했다고 합니다.

　육아에 왕도가 없듯이, 워킹 맘의 여러 문제를 해결하는 방법은 개인이 처한 상황에 따라 다르겠지요. 민주 씨는 나름의 상황에서 최선의 길을 찾은 것으로 보입니다. 세상의 모든 엄마들의 건강한 잠을 응원합니다.

완경 후 달라지는 여성의 수면

육아의 부담은 벗어났으나 학교에 다니는 자녀 양육과 집안일, 워킹 맘이라면 직장 일까지 해내느라 분주한 30~40대를 보냅니다. 수면 시간이 줄어들긴 했지만 아직은 며칠 잘 쉬면 피로가 회복되니 수면 건강을 챙기는 것에 큰 관심을 두지 않았지요. 하지만 곧 몸의 변화를 느끼게 됩니다.

수면장애를 인지하게 된 중년기

보통 40세에서 60세 사이를 중년기라고 표현합니다. 여성의 경우에는 40세 중후반부터 여성 호르몬이 점점 감소하면서 월경이 완전히 없어진 뒤 1년이 된 시점을 완경이라고 말합니다.

완경 전후 3~5년 사이에 갱년기 증상이 찾아옵니다. 피로감, 안면 홍조, 진땀, 감정 기복, 관절 통증과 함께 불면과 같은 수면장애가 생기는 달갑지 않은 시기입니다.

남성의 경우에는 음주와 야식과 관련된 불규칙한 수면 습관, 수면 시간 부족으로 인한 체중 증가, 코골이가 심해지면서 생기는 수면 중 숨 끊김과 같은 수면호흡장애가 본격적으로 발생하는 시기입니다.

다음의 증상 중 3개 이상 해당한다면 일상생활에 지장이 있다고 간주합니다.

- 낮에 졸리고 피곤하다.
- 반응이 둔하고 일 효율이 떨어진다.
- 집중력과 기억력이 떨어진다.
- 감정 조절이 안 된다. 짜증을 잘 낸다.
- 의욕이 저하되고 살맛이 안 난다.
- 성욕이 감퇴했다.

중년기는 드디어 본인의 수면장애를 인지하고 치료를 받으러 병원을 찾는 시기입니다. 또한 수면 질환으로 인해 수면장애가 본격적으로 발생하며 이와 연관된 고혈압, 고지혈증, 당뇨병, 복부 비만이 복합된 대사성 질환이 갑자기 증가하여 약을 복용하기 시작하는 시기이기도 하지요.

불면증으로 가장 고생하는 노년기

1981년 노인복지법으로 지정한 노인의 연령 기준은 65세이지만, 생활 여건의 개선과 의료 기술의 비약적인 발전으로 요새는 65세 본인 스스로도 노인이라고 생각하지 않는 듯합니다. 실제로 2017년 일본 노인병 학회에서는 노인의 정의를 75세 이상으로 상향 조정을 제안한 바 있습니다.

수면 클리닉에서 20년 넘게 지켜보니 남녀 모두 약 70세를 넘기면서 심신의 노화가 분명해집니다. 우선 각종 관절의 통증이 발생하며 근손실로 인한 에너지 고갈과 운동력 상실을 겪습니다. 대사성 질환과 통증 약을 복합적으로 복용하게 되니 약물의존성의 위험도 증가하지요.

경제적인 문제, 사회 환경적인 위축 등으로 우울과 불안과 같은 기분 장애도 증가합니다. 당연히 수면장애 역시 노년기에 가장 흔하고 많이 호소하는 질환입니다.

특히 여성 노인은 남녀 통틀어 가장 불면증을 많이 호소하는 연령대이기도 합니다. 체형도 마르고 코골이도 없거나 약하고 낮의 졸음증도 거의 없음에도, 밤에는 잠들기 어렵거나 자주 깨는 여성 노인의 30퍼센트 이상은 수면호흡장애가 원인이 됩니다. 이러한 분들에게는 수면제 복용이 오히려 더 해가 되므로 수면호흡장애를 포함한 불면증에 대한 포괄적인 검사와 치료가 필요합니다.

완경 시기 40~60퍼센트가 수면장애를 경험한다

'완경'은 월경을 하지 않는 상태를 12개월 이상 지속한 그 시점을 의미하며, 난소의 수명이 다하여 여성 호르몬이 결핍되어 발생하는 생리적인 현상입니다. 완경은 일반적으로 50~51세에 가장 흔합니다. 본격적인 완경이 시작되면 다양한 신체적, 정신적 불편감이 뚜렷해집니다.

특히 잠들기 어렵고, 자다가도 땀에 젖어서 깨어나기도 하고, 잠의 유지가 안 되는 수면장애를 40~60퍼센트가 경험합니다. 완경 후 5~8년은 지나야 호르몬 변화가 안정화된다고 하니, 그만큼 갱년기 증상을 겪는 기간이 길어질 수 있습니다. 불면증이 심해져서 처음으로 수면제나 수면 보조 식품을 복용하기 시작하는 시기이기도 합니다.

갱년기 시기에는 여성 호르몬 결핍과 관련되어 고혈압, 당뇨, 고지혈증, 골다공증과 같은 대사성 질환이 생기기 시작합니다. 더불어 대장암 빈도까지 올라가는 시점입니다. 우울과 불안도 갱년기 때 두 배 이상 증가하고 감정 기복도 심해집니다. 우울은 완경기 여성의 수면장애를 심화시키고 객관적인 수면 지표도 악화시킵니다.

'빈 둥지 증후군'이라는 말, 들어보셨나요? 갱년기를 겪는 중년 여성들이 느끼는 인생에 대한 허무감과 상실, 자신의 정체성에 대한 회의를 느끼는 현상을 말합니다. 중년 여성들은 일 때문에 바쁜 남편과 자녀의 독립으로 인해 외롭고 공허하고 슬픈 감정을 느낍니다. 전업주부이거나 평소 배우자와의 소통이 적을수록 더 쉽게 발생한다고 하네요.

갱년기, 피할 수 없지만 예방할 수는 있다

그럼, 갱년기 극복을 위해 무엇을 해야 할까요? 갱년기와 완경은 여성이라면 피할 수 없는 숙명입니다. 최대한 가볍게 지나갈 수 있도록 예방 조치를 하는 것이 더 중요합니다. 가장 중요한 것은 역시 '운동'입니다. 20~30대부터 꾸준히 유산소 운동과 근력 운동을 한 여성들은 갱년기 증상이 매우 적거나 겪지 않고 지나가는 경우를 실제로도 많이 목격했습니다. 특히 즐겁게 운동하는 분들은 스트레스 관리도 같이 되어 건강하게 갱년기를 극복하더군요.

물론 젊었을 때 겨를이 없어서 미처 운동을 못 했던 분들도 많습니다. 운동의 갱년기 예방 효과를 몰라서 못 했던 분들도 있고요. 지금 갱년기 증상으로 매우 힘들어하는 분들에게 가장 필요한 것은 고갈된 여성 호르몬을 보충하는 '호르몬 대체 요법'입니다.

부족한 여성 호르몬을 보충하자

호르몬 대체 요법이란 완경으로 인하여 인체 내 부족해진 여성 호르몬을 보충시켜 주는 요법입니다. 호르몬 치료를 통해 얼굴이 달아오르는 등의 완경기 증상이 줄어들고 골다공증의 예방과 치료뿐만 아니라, 외음부의 건조감이나 통증을 줄일 수 있습니다.

과거에 유방암이나, 자궁내막암, 난소암을 앓았거나 급성 혈전 장애나 질 출혈이 있는 여성 그리고 담낭 질환자와 간염 환자를 제외한 모든 완경 이후의 여성이 호르몬 치료의 대상이 됩니다.

투여 방법으로는 에스트로겐과 프로게스테론을 주기적으로 복용하는 방법, 프로게스테론 병용 투여 방법 또는 혼합 지속형 투여가 있습니다. 호르몬 약물을 매일 복용하는 방법이 가장 일반적이지만, 하복부나 둔부에 접착하는 피부 접착형 패치, 겔 타입의 호르몬제제, 질 크림제, 질정제 등 다양한 방법이 있습니다.

완경 후 유방암에 걸릴 것을 걱정하여 심각한 갱년기 증상과 이에 따른 불면으로 고통을 호소하면서도 대체 요법을 무조건 거부하는 분들이 많습니다.

그러나 호르몬 대체 요법으로 유방암 등의 위험성이 무조건 높아진다고 보고한 연구는 예전 정보입니다. 후속 연구*를 통해 밝혀진 바에 따르면, 효과적인 가장 적은 용량으로 단기간(3~5년 정도) 사용하면 잃는 것보다 얻는 것이 훨씬 더 많다고 합니다. 북미완경학회도 호르몬 대체 요법의 이득과 위험을 모두 제시하고 있으나, 각 개인의 상황과 입장이 다 다르므로 산부인과 의사와의 면밀한 상담과 진찰을 통하여 치료를 결정하도록 권고하고 있습니다.**

갱년기 불면증은
이렇게 나타난다

　52세 현숙 씨는 가정주부입니다. 1년 전 완경이 되었고, 최근 갱년기 증상이 시작되었습니다. 원래도 잠을 잘 자는 편은 아니었지만, 3개월 전 삼수하는 아들과 학업 문제로 크게 다툰 뒤 불면이 더 악화되었다고 합니다. 낮에는 얼굴이 수시로 붉어져서 사람들을 만나기도 꺼려집니다. 자려고 누우면 가슴이 두근거리고 진땀이 나서 잠들기가 어려워 고통스럽다고 합니다.

　겨우 잠이 들어도 선잠을 자면서 계속 깨고, 그중 세 번 이상 화장실을 다녀오게 되니 자도 자는 것 같지가 않습니다.

아침에 땀범벅이 되어 깨어나기 일쑤입니다. 출근하는 남편을 위해 억지로 일어나 아침밥만 겨우 차리면 기운이 빠져서 누워 있고만 싶습니다. 수년간 꾸준히 해 오던 요가 수업도 안 가고 싶을 정도로 무기력증이 심합니다.

근처 의원에 가서 졸피뎀이라는 수면제를 받아서 며칠 먹어보았는데, 잠은 쉽게 들지만 아침에 일어나면 머리도 아프고 어지러워서 임의로 중단했습니다. 잠을 못 자서인지 기억력이 너무 떨어져서 시댁어른 생신이나 행사를 잊어버려 곤란했던 경험도 있습니다. 이러다 치매 환자가 되는 것은 아닌지 걱정하고 있었습니다.

현숙 씨는 전형적인 '갱년기 불면증'을 겪고 있습니다. 안면홍조와 식은땀에 젖어 깨는 등의 혈관운동 조절장애는 갱년기 초기 증상입니다.

게다가 현숙 씨는 원래도 각성도가 높은 예민한 사람인데, 아들과의 다툼과 혈관운동 조절장애로 인해 불면이 악화된 것으로 보입니다. 불면 증상이 주 3회 이상 3개월 이상 지속되면 '만성 불면장애'라고 말하는데요. 이로 인해 일상생활까지도 상당한 지장을 받고 있으신 것 같습니다. 기억장애도 비교적 흔한 갱년기 증상 중 하나이지요.

약물 치료와 운동을 병행해야 한다

갱년기 불면증의 최우선적인 해결책은 호르몬 대체 요법으로 혈관운동 조절장애를 완화시키는 방법입니다. 상당수의 환자가 호르몬 대체 요법만으로 불면이 호전되기도 하지요. 물론 유방암이나 난소암의 가족력이 있거나 호르몬 대체 요법의 부작용이 너무 심하여 호르몬 복용을 할 수 없는 사람들도 있습니다.

완경의 증상이 저절로 완화되기까지 적절한 약물 치료로 불면을 해소시켜 일상생활에 복귀할 수 있도록 도와줘야 합니다. 소량의 벤조디아제핀 약물은 취침 전 두근거림과 불안, 입면장애에 효과가 있습니다. 여기에 취침 전 명상, 호흡과 같은 이완 요법을 병행하면 더 도움이 되지요.

이로써 잠을 전보다 더 자게 되면 낮 동안 활동할 수 있는 에너지가 복구됩니다. 이때부터는 빠르게 운동 요법에 돌입하면서 주간 활동량을 늘려서 스스로 잠을 잘 수 있는 힘을 길러야 합니다.

현숙 씨는 호르몬 대체 치료를 시작한 지 두 달 후부터 서서히 안면 홍조와 식은땀이 줄어들었고, 잠들기도 더 수월해졌습니다. 원래 하던 요가를 다시 시작하고 아침저녁으로 빠르게 걷는 운동까지 병행하니 잠도 깊어지고 기분도 좋아졌습니다.

남편과 아들에게 솔직하게 갱년기의 고통을 설명하고 도움을 요청했습니다. 의외로 엄마의 갱년기 고통을 인지하지도 못하는 가족들이 많습니다. 가족도 결국 타인이기 때문에 말하지 않으면 알 수 없지요. 현숙 씨가 먼저 남편과 아들에게 현재 얼마나 힘든지, 어떤 도움을 받고 싶은지 허심탄회하게 털어놓자 가족의 공감과 지지를 받게 되어 마음이 더 편해졌다고 합니다.

갱년기 증상으로 고통 받는 중년 여성들은 산부인과를 방문하여 본인에게 맞는 약을 선택하고 용량과 기간 등을 의사와 자세히 상담한 뒤 호르몬 대체 요법을 받으시길 추천합니다. 확실히 삶의 질이 향상됩니다. 동시에 지금이라도 늦지 않았으니 운동도 반드시 함께 시작하기를 추천 드립니다.

<u>균형 잡힌 식사와 규칙적인 수면-기상 습관이 만성 불면증에 빠지지 않게 합니다.</u> 만약 생활 습관을 잘 지켰는데도 수면장애가 지속되면, 수면 클리닉을 방문하여 의사와 상담해 적절한 약물 치료를 받는 것이 큰 도움이 됩니다. 다음과 같은 사항에 주의하며 갱년기 불면증을 이겨내 봅시다.

- 치료보다 예방이 더 중요하다. 꾸준한 운동만이 갱년기를 수월하게 넘길 수 있다.
- 적극적으로 호르몬 대체 요법에 대한 상담을 받자.
- 우울과 감정 기복, 무기력증으로 인한 불면이 심하다면 약물 치료가 병행되어야 한다.
- 규칙적인 취침-기상 습관으로 만성 불면증으로 이어지지 않게 한다.
- 가족들에게 적극적으로 도움을 요청한다.

6장

나이 들수록 점점 더 못 자는 이유

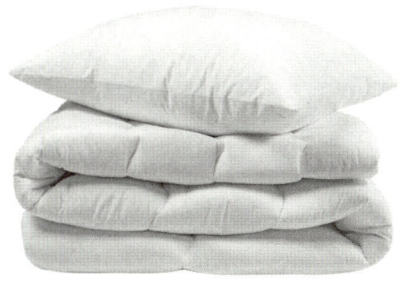

밤잠 못 자는
시니어들의 고민

생활 수준이 높아지고 경제적 여건이 좋아지면서 외모만 본다면 '65세 이상을 노년층으로 간주하는 것이 맞는가'라는 의문이 생길 정도로 젊은 노인들이 많습니다. 그런데 놀랍게도 수면 건강 측면에서 본다면 70세를 넘기면서 확연히 노년기 수면의 특징이 뚜렷해집니다. 특히 다음과 같은 증상들이 흔히 발견되지요.

- 자주 깬다.
- 논렘수면 1단계는 증가하고 3단계는 감소한다.

- 수면 단계 간 이동이 잦다.
- 수면 사이클 횟수가 줄어든다.
- 수면 시간은 크게 줄지 않는다. 다만 야간 수면이 줄고 낮잠 혹은 졸음이 늘어난다. 24시간 중에서 자는 시간을 모두 합하면 큰 차이가 없다.
- 너무 일찍 자고 일찍 깬다.
- 멜라토닌 분비량이 감소하고 감수성도 떨어진다.

노년기 수면장애 환자가 많은 이유

나이가 들수록 잠을 못 자는 이유는 무엇일까요? 우선 잠을 자게 하는 원리를 알아보겠습니다.

수면을 조절하는 두 과정 모델은 1982년 보블리 박사에 의해 처음으로 제안되었습니다. 두 과정 말고도 수많은 내외적 요인이 수면 조절에 관여하므로 지난 40년간 두 과정 모델은 수차례 보완이 되긴 했으나 핵심 개념은 동일합니다.

다음에 나오는 표를 참고하여 두 과정 모델에 대해 알아보겠습니다. 두 과정 중 과정 S는 '항상성 압력'으로, 깨어 있는 시간이 늘어날수록 졸림이 커진다, 즉 잠을 자게 하는 압력이 증가한다는 개념입니다. 또 다른 과정인 과정 C는 '개인 고유

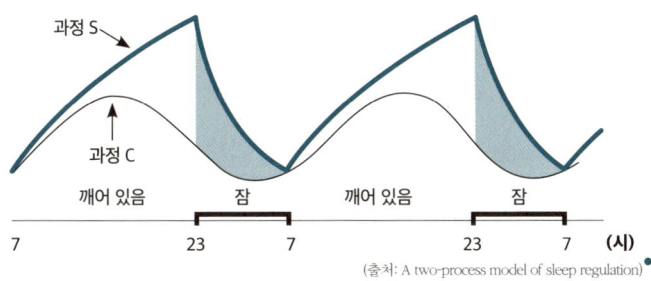

(출처: A two-process model of sleep regulation)

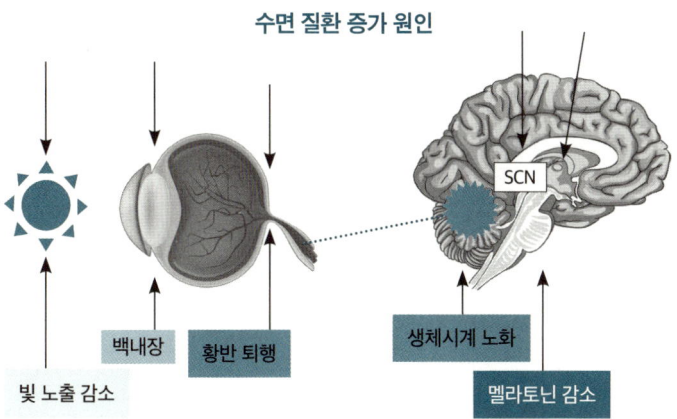

의 일주기 리듬'입니다. 두 과정이 서로 조화를 이루어야 제때 자고 깨는 수면-각성 주기가 원만하게 진행됩니다.

나이가 들수록 두 과정 모두 점차 약화됩니다. 과정 S를 강화시키려면 낮 동안의 충분한 활동량과 빛 노출이 필요합니다. 하지만 노년기에는 예전보다 활동량이 줄고 외출이 적어지므로 햇빛과 같은 자연광에 노출되는 기회가 줄어들지요.

밝은 빛은 눈을 통해 입력되어 뇌의 생체시계를 자극하는데, 안구의 백내장과 황반 퇴행으로 인해 입력되는 적은 양의 빛은 그마저도 제거된 채 뇌에 전달되어 신호가 약합니다.

또한 나이가 들면서 생체시계 자체의 노화가 진행되어 멜라토닌 분비와 감소가 줄어드니 과정 C의 기능이 약화될 수밖에 없습니다. 게다가 수면호흡장애, 주기적 다리 떨림증과 같은 수면 질환 발생률도 증가하여 수면 품질을 떨어뜨리게 되니, 엎친 데 덮친 격으로 잠을 더 못 자게 됩니다.

잠에 대한 과도한 걱정을 줄이자

무엇보다 노년층은 잠에 대한 걱정을 많이 합니다. 물론 예전보다 잠이 줄고 질도 떨어진다고 느끼기 때문이겠지요. 더불어 매스컴에서 의학 정보 프로그램이 증가하고 SNS의 보급으로 건강 정보를 접할 기회가 늘어났습니다.

텔레비전이나 인터넷을 열기만 하면 건강에 대한 정보가 넘치는데, 수면장애 또는 수면제와 치매 사이의 연관성에 대한 내용이 상당히 많지요. 아무래도 주 시청자층의 연령대가 높고 수면장애가 많아 관심이 높으니 더욱 더 편성이 늘어나는 것으로 보입니다. 문제는 과도하게 그리고 여과 없이 전달되는 수면 정보가 노년층에게 수면에 대한 과도한 기대나 걱정을 유발한다는 사실입니다.

수면 의사들의 가장 중요한 역할 중 하나는 환자들이 호소하는 수면 시간을 그대로 받아들여 불필요한 수면제를 처방하지 않는 것입니다. 또한 활동기록기나 수면 일기를 통해 정확한 수면 시간을 파악하여 수면 시간에 대한 과도한 기대 그리고 치매에 대한 과도한 공포를 줄여드리는 것이 아닌가 싶습니다.

노년기 불면은 기준이 다르다

83세 경수 님이 걱정스런 표정으로 진료실에 들어왔습니다. 평생 머리만 대면 아침까지 잘 잤고, 운동도 열심히 하면서 규칙적인 생활을 해 왔다며 건강을 자부했습니다.

그러다 80세가 넘어가면서 수면 중 2~3번 정도 깨기 시작했고, 그중 한 번은 꼭 화장실을 간다고 합니다. 화장실 다녀와서도 다시 잠들기가 어렵지 않아서 걱정을 하지 않았지요. 그런데 최근에는 주 1회씩 새벽 2시에 깨서 도로 못 자는 날이 생겨서 걱정이 된다는 것입니다. 그런 날은 낮잠을 잔다고 합니다.

경수 님은 '내 수면에 문제가 생겼는지, 잠을 못 자면 치매가 온다는데, 이 나이에 치매가 오면 어쩌지' 등등 걱정이 이만저만 아닙니다.

노년층의 '조각 잠'은 괜찮을까?

진료실의 상담을 문답 형식으로 풀어보겠습니다.

질문 1: 화장실에 다녀온 뒤 도로 잠들기 어렵습니까?

대답: 아니오. 30분 이내에 잠이 드는 경우가 더 많습니다. 그 시간이 그다지 괴롭지 않습니다.

질문 2: 낮에 졸린가요? 나도 모르게 졸고 있지는 않나요?

대답: 아니오. 안 졸려요. 졸지 않습니다(텔레비전을 보거나 가만히 있을 때 나도 모르게 졸지 않는지 보호자에게 확인해야 합니다).

질문 3: 잠을 못 자서 피곤하고 힘들다고 느끼나요?

대답: 아니오. 하지만 도로 못 잔 날은 조금 피곤하여 낮잠을 자는데, 그러면 또 괜찮아집니다.

질문 4: 기억력은 어떠한가요?

대답: 예전보다는 확실히 나빠졌지만, 일상생활에는 문제 없습니다. 내 또래 친구들보다 더 나은 것 같습니다.

질문 5: 우울증이나 불안감이 있나요?

대답: 아니오. 경로당 다니면서 친구들과 자주 만나고 즐겁게 지냅니다.

경수 님의 활동기록기와 수면 일기를 보니, 오후 9시부터 새벽 4시까지 6~7시간을 주무시면서 매우 규칙적인 수면-각성 패턴을 보였습니다. 83세 경수 님의 수면다원검사 결과를 보면, 잠드는 데 걸리는 시간이 10분(정상: 15~30분)이지만 나이를 감안한다면 정상입니다.

깊은 잠인 논렘 3단계 수면은 5퍼센트로 줄어 있고(정상: 9.5~12퍼센트), 얕은 잠인 논렘 1단계 수면은 18퍼센트(정상: 10퍼센트 미만), 2단계 수면도 60퍼센트(정상: 44~59퍼센트)로 거의 정상입니다. 렘수면은 17퍼센트(정상: 18~25퍼센트)로 약간 감소했습니다. 각성 지수는 시간당 15회로 증가(정상: 10회 미만)했는데, 대부분 자발적 각성이었습니다. 가벼운 코골이가 관찰되었고 수면 무호흡-저호흡 지수는 시간 당 7.5회(정상: 5회 미만)

로 약간 증가했으나, 산소포화도는 모두 90퍼센트 이상으로 유지되었습니다.

<u>65세 이상의 노년층의 수면다원검사의 정상 값은 65세 미만 환자들과는 다릅니다. 잦은 각성과 얕은 잠도 어느 정도는 정상범주로 인정합니다.</u> 이를 감안하면 경수 님의 수면은 정상 범주로 인정할 수 있습니다.

일찍 자고 새벽에 깨는 습관은 괜찮을까?

78세 영자 님은 원래도 잠귀가 밝고 잠이 없는 편이었습니다. 젊은 시절부터 30년 이상 야채가게를 운영하면서 아침에 일찍 일어나는 일이 습관이 되었지요. 10년 전 은퇴를 했지만 여전히 동일한 수면 습관(24:00~05:00)을 유지해 왔습니다.

하지만 70세가 넘어가면서 초저녁부터 졸리기 시작했습니다. 저녁 식사를 하고 침대에서 누워서 텔레비전을 보다가 밤 8시쯤 잠드는 일이 흔해졌습니다. 그러다 새벽 2시에 깨어나서 화장실을 다녀오면 다시 잠들기가 어렵습니다.

처음에는 도로 자려고 애를 썼으나, 계속 누워 있어도 잠이 오지 않으니 그냥 포기하고 거실로 나와서 집안일을 시작했습니다. 청소를 하거나 음식을 만들고 주방을 치우면 어느새 오전 5시가 됩니다. 그때는 다시 졸려서 다시 잠을 청하면 오전 7시까지 2시간 정도 매우 달게 잔다고 합니다.

낮잠은 안 자는 편이며, 혼자 사시면서 집안일도 잘 꾸려나가십니다. 영자 님 역시 잠을 제대로 못 자면 치매가 온다는데 '수면에 문제가 있는 것은 아닌지', '수면제라도 먹고 아침까지 계속 자야 하는지' 걱정됩니다.

다음은 영자 님과의 상담 내용입니다.

질문 1: 새벽 2시에 일어나면 피곤하고 졸린가요?
대답: 아니오. 정신이 맑아서 마치 다 잔 것 같아요.

질문 2: 낮에 졸리지는 않나요?
대답: 아니오(영자 님의 보호자께서는 영자 님이 텔레비전을 보며 조는 모습을 자주 보았다고 답했습니다).

질문 3: 잠을 못 자서 피곤하고 힘들다고 느끼나요?
대답: 아니오. 그렇지 않습니다.

질문 4: 기억력은 어떤가요?

대답: 예전보다는 나빠졌지만, 일상생활에 지장이 있을 정도는 아닙니다.

질문 5: 우울, 불안 등의 기분 장애를 느끼나요?
대답: 혼자 사니 가끔 그런 기분을 느끼기는 합니다. 그래도 매일 공원에서 친구들과 걷기 운동을 하면서 놀다가 들어오면 기분 전환이 되어서 또 괜찮아집니다.

영자 님의 활동기록기를 보니 주 5~6일 정도는 20:00~02:00, 05:00~07:00까지 두 개의 잠으로 나눠서 자고, 나머지 하루 정도는 23:00~04:30 동안의 한 개의 잠으로 자는 양상을 보였습니다.

수면다원검사를 한 날은 22:00~04:00까지 6시간을 중간에 오래 깸 없이 한 개의 잠으로 잤습니다. 각성 지수가 시간당 18회 정도로 증가하긴 했으나, 수면호흡장애나 다리떨림증 등도 없었습니다. 깊은 잠이 2퍼센트 미만으로 감소하긴 했으나, 비교적 정상적인 수면 구조를 보였습니다.

경수 님과 영자 님 모두 연령을 감안하면 현재 병적인 수면 상태는 아니라고 판단됩니다. 영자 님처럼 두 개의 잠으로 나뉘 자더라도 그 패턴이 규칙적이고 낮 활동에 지장이 없다면 그다지 문제가 되지 않습니다.

무엇보다 노화에 따른 수면의 변화를 받아들이고, 연령대에 맞는 건강한 잠을 찾는 것이 중요합니다. 두 분 모두에게 다음과 같은 말씀을 드렸습니다.

"젊은 사람들에 비해 잠이 분절되고 조각나 있습니다. 하지만 수면호흡장애와 같은 심각한 수면 질환도 없고, 연령을 감안하면 정상 수면으로 간주할 수 있습니다. 뇌건강이나 다른 신체 기관에 해를 끼치지 않을 정도입니다. 수면장애로 인한 일상생활 지장도 없으니 괜찮습니다. 수면에 대해 너무 걱정하지 마시고 지금처럼 즐겁게 지내세요."

6시간보다 못 자면 **치매가 온다?**

75세 경임 님이 딸과 함께 불안한 표정으로 진료실에 들어왔습니다. 최근 경임 님이 자다가 이상한 행동을 한다는 것입니다. 자다가 깨서 화단에 키우는 상추와 깻잎 등을 다 헤집어 놓고 있는 경임 님을 발견한 딸이 깜짝 놀라서 "엄마 뭐하세요?"라고 물으니, "응응" 하면서 의미 없는 답변만 하며 계속 땅을 파는 행동을 했습니다.

딸이 잘 달래서 도로 모시고 내려와 주무시게 했는데, 다음 날 지난 밤 행동을 전혀 기억하지 못하는 모습에 치매가 아닌지 걱정되어 병원에 모시고 온 것입니다.

수면제가 이상 행동을 유발할 수 있다

진료실의 상담을 문답 형식으로 풀어보겠습니다.

질문 1: 언제부터 증상이 시작되었나요?
대답: 잠들기 어려운 불면증은 20년이 넘었습니다. 그동안 개인 의원에서 다양한 약을 먹어 왔는데, 1년 전 새로 생긴 병원에서 약을 변경하고 잠들기가 수월하여 기분이 좋았습니다. 그런데 새로운 약을 먹은 지 5개월째부터 증상이 생긴 것 같긴 합니다.

질문 2: 언제나 같은 양상인가요?
대답: 아니오. 처음에는 잠들기 전에 음식을 먹어서 집 안의 음식을 다 치웠는데요. 최근에는 옥상에 올라간다고 하네요. 그래서 아이들이 옥상 문을 잠갔습니다.

질문 3: 현재 드시는 약은 무엇인가요? 모두 갖고 오십시오.
대답: (혈압 약, 고지혈증 약, 당뇨 약, 정형외과 처방의 통증 약, 수면제, 비타민, 건강 기능 식품)

경임 님의 수면 중 이상한 행동은, 불면증으로 처방받은 수면제 '졸피뎀'의 부작용입니다. 수면제인 졸피뎀에 의한 이상 행동은 매우 흔합니다. 나이 든 여성에게서 좀 더 자주 나타나며, 워낙 증상이 다양하여 미리 알고 있지 않으면 약물과 이상 행동을 연관하여 생각하지 못합니다.

가장 흔한 증상은 약을 먹고 잠들기까지 전혀 기억을 못 하는 기억상실증입니다. 몽유병처럼 집 안을 돌아다니거나 심하면 밖으로 걸어 나가기도 합니다. 경임 님처럼 잠들기 전에 음식을 먹기도 하고 정원 일을 하기도 합니다. 요리를 하거나 전화를 걸어 통화를 하고, 집을 청소하는 등 예상치 못한 매우 다양한 행동을 합니다.

다행히 증상은 졸피뎀을 중단하면 바로 없어지므로 크게 걱정할 일은 아닙니다. 다만 이상 행동을 하는 동안 환자가 인지를 못하는 상황이므로 사고의 위험이 있어 주의를 요합니다. 무엇보다 졸피뎀을 복용하는 환자에게 먼저 질문해야 합니다. "요새 수면제를 드시고 기억을 못하는 상태에서 이상한 행동을 하지는 않나요?"라고 말이지요.

수면과 치매의 상관관계

수면과 인지 기능 저하 그리고 알츠하이머 치매 간의 연관성에 관한 연구는 매우 많습니다. 하지만 의학 전문 학술지의 내용을 일반인들에게 전달하는 과정에서 오류가 발생하기도 합니다.

예를 들어 7,959명 유럽인의 건강 지표를 25년간 추적 관찰한 연구*가 있습니다. 50~60대에 평균 수면 시간이 6시간이 안 되는 경우, 7시간을 자는 사람들에 비해 치매에 걸릴 위험도가 각각 1.22, 1.37배 더 높았습니다. 또한 50~70대에 지속적으로 잠을 적게 잔 사람들은 사회인구학적, 행동학적, 정신학적, 심혈관질환적인 모든 요인을 고려해도 7시간 잔 사람들에 비해 치매의 위험성이 30퍼센트 이상 높았습니다.

이는 중년기의 수면 부족이 노년기의 치매 위험성을 높임을 장기간 추적 조사를 통해 밝힌 연구입니다. 하지만 일반인들은 '6시간보다 적게 자면 치매가 걸린다'와 같은 자극적인 기사 제목 그대로 받아들입니다. '나도 하루 평균 6시간도 못 자는 것 같은데, 곧 치매에 걸리겠구나' 싶어 과도한 걱정이 시작됩니다. 문제는 그 걱정이 꼬리에 꼬리를 물면서 없던 불면증을 유발한다는 점입니다.

모든 임상 연구는 많은 사람들을 대상으로 한 연구이며 질병의 위험성을 평가한 것이지, 원인과 결과를 밝힌 것은 아닙니다. <u>6시간 미만으로 자는 사람들이 모두 치매가 된다는 뜻</u>

이 아니라, 위험도가 1.22~1.37배 증가한다는 뜻입니다.

연구에서 치매를 일으키는 다른 요인들을 최대한 배제한다고는 하지만 대규모 연구인 만큼 자세한 평가가 되지도 않고, 무엇보다 수면 품질이 감안되지 않은 채 통계 분석이 이루어집니다. 따라서 매스컴 기사 제목처럼 수면 시간이 짧은 모든 사람들이 결국은 치매에 걸린다고 속단하면 안 됩니다.

중요한 점은 몇 시간을 자더라도 다음 날 활동에 지장이 없고 활력이 있는 상태를 유지할 수 있다면 5시간, 6시간, 7시간은 큰 의미가 없다는 사실입니다. 또한 평소 5시간 정도 잔다고 기억하는 사람들 중 깨지 않고 푹 자는 잠만 계산하는 경우도 많습니다.

예를 들어 첫 잠인 3~4시간을 잘 자고 깨면(꿈도 없고, 중간에 깨지 않고) 화장실을 한 번 다녀옵니다. 그리고 아침에 완전히 일어날 때까지의 2~3시간 동안 꿈을 꾸거나 자다 깨다 한다면, 그 잠은 진정한 잠으로 치지 않고 수면 시간을 3~4시간이라고 보고하는 사람들도 꽤 된다는 의미입니다.

우리의 잠은 깊은 잠, 얕은 잠, 꿈 잠으로 이루어져 있습니다. 24시간에 흩어진 모든 잠의 조각들을 다 합친 총 시간(수면 품질은 떨어질지언정)이 나의 진짜 수면 시간입니다.

자다가 깨서
화장실에 자주 가는 이유

　야뇨도 수면 질환의 증상입니다. 야뇨는 하룻밤에 2회 이상 소변을 보러 깨는 증상을 말합니다. 야뇨는 전 인구의 28.5퍼센트에서 경험할 정도로 흔하고 나이가 들수록 증가합니다. 문제는 노년기의 야뇨는 수면 건강을 반영하기도 하고, 수면 건강을 해치기도 한다는 사실입니다.

야뇨와 수면의 상관관계

　72세 남춘 님은 비뇨의학과에서 야뇨로 약물 치료를 받았는데 효과가 없어서 수면 클리닉으로 오신 분입니다. 60대 후반까지 중간에 깨지 않고 6~7시간 내리 잘 잤으나 언제부터인가 자다가 깨서 화장실에 가는 횟수가 늘어나더니, 1년 전부터는 2시간마다 깨서 소변을 보게 되었습니다. 하룻밤에 3~4회 이상 화장실을 가도 다행히 도로 잠드는 것이 어렵지는 않지만 아침에 피곤합니다.

비뇨의학과에서는 전립선이 커져 있다고 하여 '전립선비대증'에 대한 약물 치료를 시작했습니다. 약을 복용하니 낮 동안 잔뇨감은 많이 호전되었지만, 야뇨는 지속되어 여전히 3회 이상 화장실을 간다고 합니다. 30여 년 동안 거의 매일 막걸리를 1병 이상을 마셨으나, 60세에 은퇴하고 난 뒤 완전히 끊었습니다. 커피는 하루에도 3~4잔씩 마시는 습관을 유지하고 있었습니다.

81세 경순 님도 야뇨와 불면으로 클리닉에 왔습니다. 젊었을 때부터 잠귀도 밝고 예민했는데, 나이가 드니 잠들기까지 너무 오래 걸리고, 일단 잠들어도 1~2시간 간격으로 깨어나 화장실에 가게 되니 힘들다고 합니다. 4년 전부터 개인 정신과 의원에서 항우울제와 멜라토닌 약물을 받아서 먹기도 했으나 효과가 없어 중단했고, 2년 전부터 개인 내과 의원에서 졸피뎀 10밀리그램을 처방받아 매일 복용하고 있습니다. 효과가 그다지 만족스럽지는 않지만 특별한 부작용도 없어서 그냥 드신다고 합니다. 잠에 방해되는 카페인 음료나 술은 일절 드시지 않습니다.

아래 나오는 표는 경순 님의 수면 일기를 바탕으로 작성한 경순 님의 수면 상태입니다. 오후 10시 30분에 졸피뎀 한 알을 복용하고 오후 11시에 눕습니다. 잠들기까지 30분 정도 걸리고, 정확히 2시간 잠을 잔 후 화장실에 가고 싶어 깹니다. 소변을 보고 와서 다시 누웠지만 1시간 이상 잠들지 못해 뒤척이고, 깜빡 잠이 들어도 새벽 4시에 다시 깨어나 화장실을 다녀옵니다. 역시 1시간 이상 도로 잠들지 못하고 뒤척이다가 아침 7시쯤 피곤한 몸과 마음으로 일어납니다.

총 8시간 침상에 누워있는 동안 3개의 조각 잠을 잡니다. 추정 수면 시간은 5시간 30분 정도 되고, 중간에 깨어 있는 시간도 2시간은 넘어 보입니다.

경순 님의 수면 상태

깸	잠	깸	잠	깸	잠
22:30 23:00 23:30	1:30	2:30	4:00	5:00	7:00

침상에 머무는 시간: 8시간, 실제 자는 시간: 5시간 30분
↓
수면 효율: 68퍼센트, 수면 중 깨어 있는 시간: 2시간 이상, 3번의 깸 있음

야뇨는 다양한 수면장애를 유발한다

두 분 다 야뇨로 자주 깨는 '수면유지장애' 불면증 환자입니다. 수면유지장애는 연령별로 원인이 다릅니다. 완경기 전 여성이나 50대 이전의 남성이라면 반드시 생활 습관과 식습관의 확인이 필요합니다.

저녁 식사를 마치고 취침할 때까지의 시간이 너무 짧거나, 야식을 먹거나, 카페인 음료를 많이 마시고 늦은 시간까지 마시면 여성의 경우 자궁근종이나 생리 기간에 방광이 눌리거나 자극이 되어 야뇨가 생깁니다.

완경기 이후 노년기 여성과 50대 이후의 남성에서 보이는 야뇨를 동반한 수면유지장애는 수면호흡장애와 밀접한 영향이 있습니다. 화장실을 가고 싶어서 깨는지, 깨서 화장실에 가는지는 환자가 판단하기 어렵습니다. 수면호흡장애 남성의 35.2퍼센트, 여성의 59.8퍼센트가 야뇨를 동반*합니다.

야뇨가 있으면 수면 중 무호흡에 의한 체내 산소포화도가 더 떨어지고, 깊은 잠 감소도 더 뚜렷해집니다. 다시 말해 중년기 이후의 야뇨는 수면호흡장애로 인한 각성으로 발생하는 경우가 더 많으며, 이는 심혈관계 질환의 위험성을 높이고 수면 건강을 악화시킵니다. 화장실에 가고 싶어 깨는 것이 아니라, 깨서 가는 경우가 더 많다는 의미입니다.

수면 치료로 야뇨를 해결할 수 있다

72세 남춘 님과 81세 경순 님 모두 수면다원검사에서 심한 수면호흡장애가 관찰되었습니다. 남춘 님은 수면 중 오래 깸이 거의 없기 때문에 상기도 양압기 치료로 무호흡 관련 각성이 사라지면서 이로 인한 야뇨도 없어졌습니다.

하지만 경순 님은 상기도 양압기 치료만으로는 수면유지 장애 해결이 어렵습니다. 양압기 치료로 심한 수면 무호흡과 이로 인한 산소포화도 저하를 없애는 일은 매우 중요합니다. 하지만 중간 깸이 1시간 이상 지속되는 것은 양압기로 해결되지 않기 때문에 인지 행동 치료 중 수면제한법이 추가적으로 필요합니다. 현재 23:00~07:00까지 8시간을 누워 있는 동안 5.5시간 정도 자기 때문에 수면 효율은 68.7퍼센트(5.5/8.0× 100)로 떨어져 있습니다. 경순 님의 연세를 감안하여, 엄격한 수면 제한보다는 침상에 누워 있는 시간을 23:30~06:00으로 약간만 줄여서 중간에 오래 깸을 줄여보기로 했습니다. 또한 수면 욕구를 높이기 위해 걷기 운동을 매일 1시간 이상 하도록 격려하고, 특히 오전 시간에 밖에 나와 햇빛 아래 앉아 있는 시간을 30분 이상 가지도록 했습니다. 매일 드시던 졸피뎀은 내성이 덜한 약물로 천천히 변경했습니다.

다행히 경순 님은 양압기를 지속적으로 착용해야 하는 필요성을 잘 이해해 주었고, 수면제한법까지 포함한 복합 치료를 시행한 결과 중간에 오래 깸이 기존 2회에서 1회로 줄었고, 그 시간도 30분 이내여서 큰 불편함을 느끼지 않고 잘 지내고 있습니다.

잠꼬대일까, 렘수면 행동장애일까?

68세 성진 님은 자다가 잠꼬대를 하면서 욕설을 한다고 수면 클리닉을 찾았습니다. 3년 전부터 시작된 증상으로 한 달에 1~2회 정도로 발생했는데, 1년 전부터는 팔다리까지 휘두르며 마치 꿈속의 행동을 그대로 하는 듯한 모습입니다. 늘 싸우고 피하는 꿈을 꾸며 발로 벽을 쳐서 발톱이 빠지거나 침대에서 떨어져 이마를 다치기도 했습니다. 옆에서 자는 부인의 가슴을 때려서 부인의 갈비뼈가 골절되는 사고도 있었습니다.

영화에도 나온 렘수면 행동장애

정작 성진 님은 이런 사실을 전혀 인지하지 못하고 단지 꿈자리가 사납다고 기억합니다. 심지어 주관적으로는 잠을 꽤 잘 잔다고 자부합니다. 하지만 부인이 보기에는 수년 전부터 냄새를 제대로 못 맡고, 기억력이 현저히 떨어집니다.

요새 영화에도 나오고 매스컴에서 많이 나오는 '렘수면 행동장애'입니다. 렘수면 중 나타나는 '사건 수면'이며, 꿈 꾸면서 하는 행동이 실제 움직임으로 나타납니다.

렘수면 행동장애는 다음과 같은 진단으로 알 수 있습니다.

- 수면 중 소리를 내거나 복합적인 움직임 또는 행동이 렘수면 중 나타나는 것으로 추정되거나 수면다원검사에서 확인된다.
- 수면다원검사에서 렘수면 중 근육 긴장 소실이 나타나지 않는 RWA(REM Without Atonia)가 관찰된다.

렘수면 행동장애의 발생 원인은 아직 잘 모르지만, 렘수면 중 근육 긴장을 억제하는 교뇌의 신경 구조물 이상으로 인한 것으로 추정됩니다. 렘수면 중 정상적으로 발생하는 근육 긴장 소실이 생기지 않아, 꿈속의 행동을 그대로 따라 하는 것이지요.

하지만 렘수면 행동장애와 유사한 행동을 하지만, 실제 수면다원검사를 해 보면 렘수면이 아닌 논렘수면에서 증상이 발생하는 '허위 렘수면 행동장애'도 있습니다. 대개 수면 무호흡에 의한 각성이 생겼을 때 공격적인 행동을 보이는 경우가 많으며, 양압기 치료로 증상이 사라집니다. 당연히 신경퇴행성질환으로 이행되지 않으니, 기존의 렘수면 행동장애와 예후가 달라집니다. 반드시 수면다원검사로 확인해야 할 이유이기도 합니다.

렘수면 행동장애는 대개 60세 이후에 시작되는 경우가 많습니다. 70세 이상 인구의 6퍼센트에서 관찰된다고 하니, 꽤 흔하게 발생되지요. 국내 연구에서도 60세 이상 인구의 2퍼센트에서 관찰된다고 보고*한 바 있습니다.

대개 폭력적이고 공격적인 꿈을 꾸기 때문에 수면 중 격렬한 행동을 보여서 본인이 다치거나, 옆에 있는 사람을 다치게 하는 것이 문제가 됩니다. 평소 얌전하던 사람이 수면 중 쌍욕을 하거나 소리를 지르고 팔다리를 휘두르니, 가족들이 식겁을 합니다.

파킨슨병과 렘수면 행동장애의 상관관계

렘수면 행동장애가 매스컴을 자주 타는 이유가 있습니다. 신경퇴행성 질환인 파킨슨병이나 치매로 진행될 위험성이 높다는 점 때문입니다. 최근 발표된 연구*에 따르면, 렘수면 행동장애 발생 5년 뒤 33.5퍼센트, 10.5년 뒤 82.4퍼센트, 14년 뒤 96.6퍼센트에서 신경퇴행성 질환으로 이행되었으며, 그중 가장 많은 신경퇴행성 질환은 파킨슨병(43퍼센트)이었습니다.

렘수면 행동장애 증상은 약물로 인해 발생되기도 합니다. 항우울제나 베타차단제, 치매 치료제를 복용하는 경우인데요. 약물에 의한 렘수면 행동장애는 신경퇴행성 질환으로 이행되지 않는 것으로 알려져 있습니다. 렘수면 행동장애와 관련 있는 약물은 다음과 같습니다.

- 선택적 세로토닌 재흡수 억제제: 플루옥세틴, 파록세틴
- 세로토닌-노르에피네프린 재흡수 억제제: 벤라팍신, 미르타자핀
- 삼환계 항우울제: 아미트리프틸린
- 모노아민 산화효소 저해제: 셀레길린
- 베타 차단제: 아테놀롤
- 아세틸콜린 에스터레이스 억제제: 리바스티그민

렘수면 행동장애, 어떻게 치료해야 할까?

렘수면 행동장애의 첫 번째 치료 원칙은 안전한 수면 환경의 조성입니다. 수면 중 난폭한 행동으로 부상을 입는 경우가 많습니다. 가능한 독방을 쓰고, 낙상하지 않도록 낮은 침대를 사용하고, 다칠 수 있는 방 안의 가구는 모두 치우는 것이 좋습니다. 클로나제팜이나 멜라토닌 제재를 투약할 수는 있으나, 이 약물들은 과격한 행동을 줄여 주는 역할만 합니다. 질병의 경로나 예후에 영향을 주지 않습니다.

렘수면 행동장애라는 질환 자체를 근본적으로 치료할 수 있는 방법은 아직 없습니다. 다만, 수면호흡장애가 동반되었을 때 적극적으로 양압기 치료를 시행하면 신경퇴행성 질환으로 이어지는 것을 최대한 막을 수 있으리라 기대하고 있습니다.

성진 님은 수면다원검사에서 렘수면 행동장애가 기록되어 진단이 확정되었고, 본인이 전혀 인지하지 못했던 중등도의 수면무호흡증도 함께 관찰되었습니다. 인지 검사도 시행했지만, 다행히 아직은 뚜렷한 인지 저하가 보이지 않았습니다.

성진 님과 가족은 먼저 안전한 침실 환경을 조성하면서 양압기 치료를 시작했고, 약물 복용은 보류했습니다. 렘수면 행동장애 증상은 매일 발생하지 않는 경우가 더 많습니다. 정신적 스트레스를 받거나 육체적 피로가 심한 날에 나타납니다. 따라서 최대한 스트레스를 관리하고 규칙적인 운동을 통해 체력 강화에 힘썼습니다.

성진 님은 양압기 치료와 근력 운동을 꾸준히 하도록 노력했습니다. 그러자 렘수면 행동장애 증상도 거의 나타나지 않았고 양질의 잠을 자게 되었지요. 3년이 지난 지금까지 신경퇴행성 질환으로 이어지지 않고 건강하게 지내고 있습니다. 앞으로도 정기적인 검진을 통해 신경퇴행성 질환이 생기지 않았는지 추적 조사를 할 것입니다.

나이 듦에 따라 수면 시간, 수면 품질, 수면 시간대 모두 변화합니다. 대개는 나빠지는 쪽으로 가지요. 나이 듦에 따라 수면 질환도 아울러 증가합니다. 늘어나는 신체 질환과 복용 약물로 인한 수면장애도 많아집니다.

따라서 노년기 수면장애 증상이 발생했을 때 노화에 의한 것인지, 수면 질환이 생긴 것인지, 복용 약물이나 신체 질환에 의한 부작용인지 구별하는 과정이 필요합니다. 노년 세대의 목표는 연령에 맞는 건강한 잠을 추구하는 것입니다.

7장

매일 건강한 잠을 위한 수면 처방전

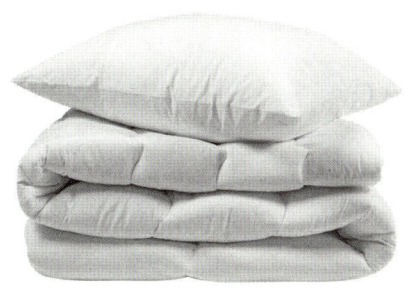

코를 골면 잘 잔다는 착각

53세 경훈 씨는 대기업 임원입니다. 타고난 건강 체질을 자부했으며, 회사 입사 후 20년 이상 밤낮없이 열심히 일하여 이른 나이에 임원이 되었고 회사에서도 인정받고 있는 인재입니다.

얼마 전 중요한 업무 발표를 하던 중 갑자기 핑 도는 어지럼증을 느낀 뒤 의식을 잃고 쓰러졌습니다. 생각해 보니 최근 앉았다가 급히 일어나거나, 걸어 다닐 때 혹은 신경을 많이 쓰면 어지러운 증상이 생겼는데 바쁜 일정으로 병원을 찾지 못하고 있었습니다.

응급실에서 어지럼증과 실신에 대한 모든 검사를 받았으나 이상 소견은 보이지 않았습니다. 어지럼증 클리닉 담당 교수가 어지럼증의 원인은 경훈 씨의 수면과 연관이 있을 것 같다고 하여 제게 오게 되었습니다. 경훈 씨는 평소 잠을 잘 자는데 왜 수면 클리닉으로 보내졌는지 불만을 표시했습니다.

중년기 남성의 수면장애

중년기 남성들이 자발적으로 수면 클리닉에 내원하는 경우는 많지 않습니다. 본인의 건강 문제와 수면을 연결시키지 못하기 때문입니다. 경훈 씨는 스스로 잘 잔다고 생각하지만, 이는 잠들기가 쉽다는 것뿐이었습니다. 머리만 대면 금방 잠에 드니 불면증이 없다고 생각합니다.

하지만 경훈 씨는 1년 전부터 몇 시에 자던지 새벽 4시에 잠이 깨기 시작했다고 합니다. 술을 주 3회 정도 마시는데, 술 마신 날은 반드시 새벽 2~3시에 잠이 깨서 도로 못 자게 되니 더 힘들다고 합니다. 평소 밤 11시 정도에 자기 때문에 실제 수면 시간은 4~5시간밖에 되지 않습니다.

수면의 품질도 썩 좋지는 않고 아침에 상쾌함을 느낀 적은 지난 20년간 단 한 번도 없다고 합니다. 회사 스트레스가 워낙 많기 때문이라고 대수롭지 않게 여겨 왔습니다.

예전에는 아무리 술을 많이 마셔도 자다가 화장실을 가지는 않았는데, 언젠가부터 주 1~2회 화장실 때문에 깨기 시작했습니다. 최근에는 매일 하루에 1회 이상 깨서 화장실을 가고, 일단 다녀와서 도로 잠들기 어려운 적도 있다고 합니다. 코골이는 30대부터 심하다고 부인에게 듣긴 했으나, 본인이 자각하지 못하니 대수롭지 않게 여겼고, 수면 무호흡은 잘 모르겠다고 답했습니다.

<u>중년기 남성의 수면장애는 밤 증상보다는 낮 증상에서 단서를 얻는 경우가 더 많습니다.</u> 경훈 씨는 3년 전부터 출근 중 운전할 때면 졸음이 밀려온다고 합니다. 점심 식사 후 오후 회의에서 졸리고 피곤하여 집중하기 어렵고, 가끔 회의를 주관하다가 졸아서 곤란했다고도 말했지요.

나는 과연 불면증 환자일까?

이제 인지 기능에 대해 물어볼 차례입니다. 기억력과 집중력은 약간 떨어진 것 같긴 하나, 업무 처리에 전혀 지장이 없다고 합니다. 판단력과 실행력에 대해선 잘 모르겠다고 답하면서 어떻게 알 수 있는지 오히려 반문합니다.

판단력과 실행력은 이렇게 평가할 수 있습니다. 갑자기 서너 개의 서로 다른 업무를 급하게 처리해야 합니다. 관리자로서 각 업무를 재빠르게 담당할 수 있는 직원에게 맡겨서 적절하게 일을 시키고, 이에 대한 결과를 갖고 오면 그것들을 모두 모아 체계적으로 정리하고 그다음 계획을 세운 뒤 실행에 옮기는 것, 이 과정을 원활하고 문제없이 수행할 수 있는지입니다.

이 설명을 듣자 경훈 씨는 망설입니다. 사실 임원으로서 복잡하고 어려운 업무를 자주 맡았는데, 언젠가부터 여러 일이 한꺼번에 떨어지면 머릿속이 실타래가 엉킨 듯이 어수선해져서 무엇부터 시작해야 할지 갈피를 잡을 수 없었다고 합니다.

게다가 직원이 보고서를 써 오면 예전에는 한눈에 파악하고 문제점을 지적해서 보완 사항까지 제시했는데, 요새는 무슨 뜻인지 이해가 되지 않아 반복적으로 읽어보다가 괜스레 직원들에게 짜증을 내는 일이 많아졌다고 고백했습니다.

경훈 씨는 직장 생활 20여 년간 주 3~4회 소주 1병 이상씩 꾸준히 마셨으며, 커피도 하루 1~2잔 정도는 매일 마십니다. 담배는 5년 전 끊었고, 운동은 주말에 골프 치는 정도이며, 주중에 따로 하는 운동은 없습니다. 3년 전 고혈압과 고지혈증으로 약물을 복용 중이며, 아버지가 고혈압과 뇌졸중으로 사망한 가족력도 갖고 있습니다.

경훈 씨는 명백한 불면증 환자입니다. 잠들기 쉽기 때문에 불면과 거리가 멀다고 여겼지만, 자다가 자주 깨거나 화장실을 가게 되는 것, 아침에 너무 일찍 깨서 도로 못자는 것, 상쾌하지 않은 수면 모두 불면증에 속하는 증상입니다. 또한 낮 증상인 심각한 졸음증과 판단력과 실행력이 떨어지는 고위 인지 기능의 저하까지 의심되는 상황이지요. 대사성 질환도 있고 어지럼증으로 실신한 병력도 있습니다.

불면증의 원인을 찾아야 한다

불면증, 졸음증, 고위 인지 기능 저하, 대사성 질환, 어지럼증과 실신 등의 건강 문제를 일으키는 위험 요인으로 알코올 사용 장애에 준하는 '음주력'과 '만성 수면 부족'을 들 수 있습니다. 하지만 두 가지의 위험 요인이 경훈 씨의 건강 문제를 직접적으로 일으키지 않습니다. 반드시 위험 요인들과 문제점을 연결시키는 매개체가 있습니다. 이 매개체를 찾아서 해결하는 것이 의료진의 역할입니다.

경훈 씨가 차고 있던 스마트워치로 평소 수면 시간과 수면 주기를 조사했습니다. 위에 나온 이틀치 결과 표를 보더라

스마트워치로 본 수면 시간과 수면 주기 조사

실제 수면 시간
5시간 13분

• 수면차트

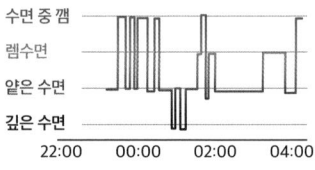

• 수면 단계

수면 중 깸: 1시간 10분

렘수면: 47분

얕은 수면: 3시간 8분

깊은 수면: 8분

실제 수면 시간
3시간 11분

• 수면차트

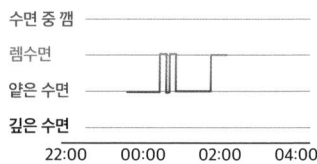

• 수면 단계

수면 중 깸: 12분

렘수면: 46분

얕은 수면: 2시간 13분

깊은 수면: 0분

도 수면 시간이 부족하다는 사실을 확인할 수 있습니다. 깊은 잠을 자지 못하고, 실제 수면 시간은 3~5시간 정도로 매우 짧습니다.

또한 수면다원검사 결과를 보니 하룻밤에 500회 이상의 숨 끊김이 관찰되었고, 그중 가장 길었던 무호흡은 68초가 넘어갑니다. 수면 1시간당 평균 발생한 수면 무호흡-저호흡을 계산하니, 무려 84.4회입니다. 정상 수치는 시간당 5회 미만이고, 30회가 넘어가면 중증 수면무호흡증으로 진단합니다. 경훈 씨는 매우 심한 수면무호흡증으로 진단할 수 있습니다.

수면 시간도 짧은데 수면 품질도 이렇게 불량하면 실제 5시간을 잔다고 해도 3~4시간밖에 안 잔 것과 비슷하지요. 낮에 졸리고, 집중이 되지 않아 판단력이 떨어지고, 어지럼증과 실신이 유발된 것은 너무 당연하다고 볼 수 있습니다.

수면무호흡증의 무서운 합병증

경훈 씨의 모든 건강 문제를 유발하는 매개체는 바로 '중증의 수면무호흡증'입니다. 경훈 씨에게 검사 결과와 함께 이로 인한 건강 문제를 설명하니 매우 놀랐습니다. 수면 중 끊김을 한 번도 느껴본 적이 없는데 하룻밤에 그렇게 많은 무호흡이 발생하고, 이로 인해 산소포화도가 떨어져 잦은 각성이 발생한다는 사실은 생각지도 못했다는 것입니다. 특히 야뇨, 잦은 어지럼증과 실신이 수면무호흡증과 수면 부족 때문이었다는 결과에 충격을 받았습니다.

'폐쇄성 수면무호흡증후군'은 수면호흡장애에 속하는 질병으로 무호흡 또는 저호흡이 수면 1시간당 5회 이상 발생하면 진단합니다. 밤 증상으로는 코골이, 자다가 숨 멈춤, 잦은 뒤

척임, 식도 역류, 야뇨를 보이고, 낮 증상으로는 졸림증, 피로감, 기상 후 두통, 어지럼증, 집중력 저하도 관찰됩니다. 생각보다 흔하게 나타나는 증상이지요.

코골이는 성인의 25~45퍼센트 정도 관찰되는데, 남성의 50퍼센트, 여성의 30퍼센트가 코를 곱니다. 수면무호흡증은 코골이 환자의 5~10퍼센트 정도 발생합니다. 성인 남성의 4퍼센트, 여성의 2퍼센트의 유병률을 보이지만, 완경기 이후에는 남녀 모두 동일한 비율로 발생합니다. 즉, 완경기 이후 여성에게서 수면무호흡증 발생 비율이 급격히 상승한다는 의미입니다.

흔히 코골이나 무호흡이라고 하면 비만이거나 굵은 목, 작은 턱, 큰 혀를 갖는 남성에게서만 발생하는 질병으로 간주하는데, 실제 편도와 아데노이드가 비대한 소아청소년, 비중격만곡증(콧구멍을 둘로 나누는 비중격이 휘어져 코와 관련된 증상을 일으키는 현상)을 갖는 청년들에게도 보이며, 완경기가 지난 노년기 여성에서도 상당히 많이 발생합니다. 음주와 흡연은 연령대를 막론하고 코골이와 무호흡의 위험성을 높입니다.

수면호흡장애를 의학적으로 중요하게 생각하는 이유는 무서운 합병증 때문입니다. 수면호흡장애를 방치하면 심장혈관과 뇌혈관 질환이 생기고 치매가 유발됩니다. 당연히 무호흡 정도가 심할수록 위험한 합병증은 더 많이 발생합니다.

하지만 본인이 코골이나 숨 막힘을 인지하지 못하는 경우가 훨씬 더 많기 때문에 수면호흡장애는 쉽게 간과됩니다. 경훈 씨처럼 어지럼증이나 실신 같은 합병증으로 오기 전까지는 수면호흡장애를 진단받을 생각조차 못하지요.

수면호흡장애가 불면증으로 발현되는 경우도 흔합니다. 불면증으로 본원 수면 클리닉을 방문한 성인 남성의 56.3퍼센트, 여성의 34.5퍼센트에서 불면증의 원인으로 수면호흡장애가 발견되었습니다.

수면호흡장애와 연관된 불면증 환자에게 수면제와 같은 약물이나 인지 행동 치료만으로는 부족합니다. 반드시 상기도 양압기로 수면호흡장애를 치료하면서 동반된 불면 증상에 대한 인지 행동 치료나 약물 치료가 병행되어야 합니다.

수면무호흡증에 효과적인
상기도 양압기

수면무호흡증의 가장 표준적이고 효과적인 치료는 절주와 '상기도 양압기' 적용입니다. 수면 품질이 올라가더라도 수면 시간이 짧으면 소용이 없습니다.

앞서 사례로 나온 경훈 씨에게는 점진적으로 야간 수면 시간 늘리기와 주중 운동을 권유했습니다. 주말에 하는 골프는 레저 활동으로 즐기고, 주중에는 충분한 유산소 운동과 근력 운동을 시작하도록 했지요.

경훈 씨가 과연 절주를 했는지는 분명하지 않지만, 수면 시간이 늘어나고 양압기를 사용하자 점차 수면의 질이 좋아지면서 20여 년 만에 잘 잔 느낌을 갖게 되었다고 기뻐했습니다. 당연히 낮 졸림과 어지럼증도 재발하지 않았습니다.

전 세계적으로 인정받은 상기도 양압기의 효능

수면 중 상기도의 연조직이 좁아지거나 막히면서 코골이와 무호흡이나 저호흡이 발생하게 되는데, 반복적으로 발생할 경우 체내 산소포화도를 떨어뜨리고 뇌에 미세 각성을 일으킵니다.

이를 방지하기 위한 장비가 바로 '상기도 양압기'입니다. 코에 밀착한 마스크를 통해 상기도에 방 안의 공기를 압축하여 압력을 가해 밀어 넣어서, 수면 중 기도가 막히지 않게 하는 장비이지요. 1981년 호주의 설리번 박사가 개발한 이후 폐쇄성 수면무호흡증의 가장 효과적이고 표준적인 치료법으로 인정받고 있습니다.

다음에 나오는 표를 보면 알 수 있듯이 양압기는 기능에 따라 크게 세 가지가 있습니다. 각각의 선은 압력의 정도를 나타냅니다. 호흡의 들숨과 날숨 동안 동일한 압력의 공기가 집어넣는 '지속형 양압기(CPAP)', 들숨과 날숨간의 일정한 압력차를 두어 내쉴 때 좀 더 수월하게 하는 '이단 양압기(BPAP)',

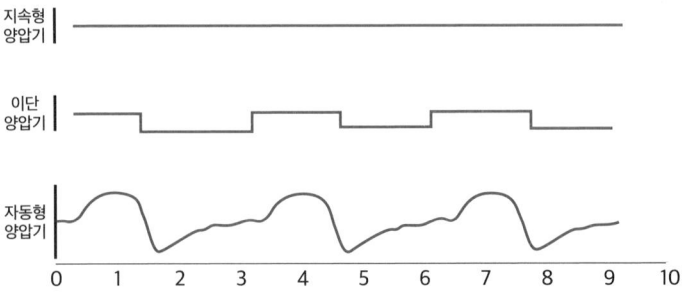

매 호흡마다 무호흡의 정도를 감지하여 정해진 압력 범주 내에서 변동성 압력의 공기를 불어 넣는 '자동형 양압기(APAP)'입니다.

수면무호흡증 환자들에게 양압기 사용을 권고하면 불편한 장비를 영구적으로 사용해야 한다는 사실에 대해 매우 좌절합니다. 대신 한 번에 치료를 끝낼 수 있는 수술은 없는지 궁금해 하는데요. 수면무호흡증의 수술적 치료에는 휘어진 비중격 교정술, 구인두 연조직 제거술, 연조직 측면을 넓히는 인두 성형술, 혀를 앞으로 당기거나 설골을 아래로 당기는 방법이 있습니다.

수면호흡장애는 뇌의 호흡 조절 이상과 상기도의 구조적 이상이 복합적으로 작용하여 발생하는 만성 질환입니다. 나이가 들수록 해부학적 문제보다는 뇌의 조절장애가 더 큰 원

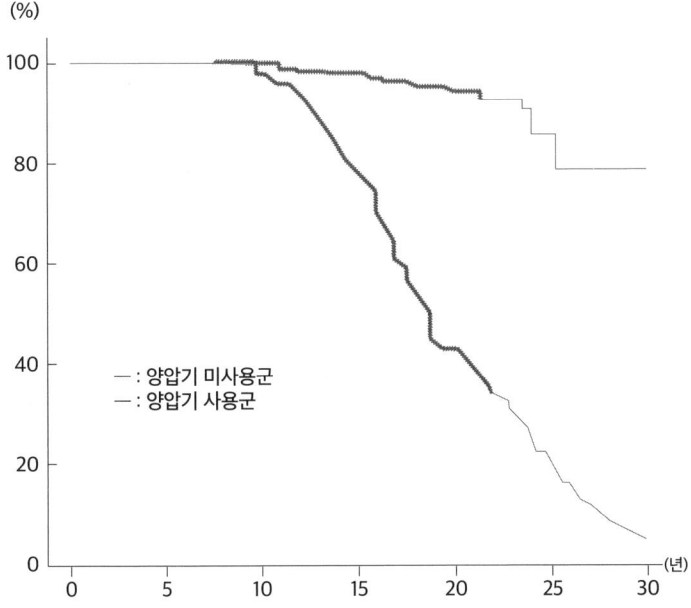

인으로 작동하기 때문에 중년기 이후 환자에게는 가급적 수술적 치료를 권하지 않습니다.

양압기 치료를 하지 않고 수면호흡장애를 방치할 경우, 장기 생존율에서 큰 차이가 납니다. 위의 표를 참고해 살펴보면 30년간 양압기를 꾸준히 사용한 경우 생존율은 무려 80퍼센트까지 육박하나, 양압기를 사용하지 않은 경우의 생존율은 0퍼센트에 가까웠습니다.*

수면호흡장애 완화를 위한 구강 내 장치, 체중 감량, 옆으로 누워 자기 등의 보조적인 방법이 있지만 그 효과는 양압기에 미치지 못합니다. 미국수면학회와 미국내과학회에서도 수면호흡장애의 표준 치료로 양압기를 권장하고 있습니다. 수면호흡장애에 대한 양압기 치료는 선택이 아니라 필수입니다.

중년기부터 본격적으로 발현되는 수면호흡장애는 모든 신체 질환의 시작점이자 매개체입니다. 환자 본인이 코골이나 숨 막힘을 느끼지 못하기 때문에 진단이 많이 늦어집니다. 가족으로부터 코골이가 있다고 들었다면 의심하지 말고 정확한 진단을 받아야 합니다.

다리가 불편해도 뇌의 문제, **하지불안증후군**

48세 연주 씨는 초등학교 때부터 종아리가 불편했습니다. 운동회나 체육 수업을 한 날이면 그날 저녁에는 다리가 너무 불편하여 벽에 다리를 기대서 올려놓고 잤던 기억이 있습니다. 당시는 드물게 발생했기 때문에 잊고 지내다가, 18년 전 아이를 임신하면서 증상이 다시 시작되었습니다. 임신 기간 내내 다리가 불편하여 잠을 잘 못 자서 고생했다고 합니다.

출산 후 증상이 없어져서 수년간 잘 지냈는데, 1년 전부터 증상이 다시 시작되었습니다. 자려고 누우면 종아리가 불편해서 계속 움직이고 스트레칭을 해야 했지요. 결국은 남편이

한 시간 이상 다리를 주물러 줘야 잠들 수 있었습니다. 매일 증상이 발생했고, 생리 기간에는 더 심해집니다.

중년기 불면증을 유발하는 또 다른 대표적인 수면 질환, '하지불안증후군'입니다. 수면호흡장애가 중년 남성의 병이라면, 하지불안증후군은 단연코 중년 여성의 병이라고 할 수 있습니다. 다음의 네 가지 증상이 모두 해당되는 경우를 하지불안증후군으로 진단합니다.

- 자려고 누우면 다리가 불편하여 움직인다. 주로 다리에 발생하지만 팔에 증상이 생기기도 한다.
- 움직이려는 충동이나 불쾌한 감각이 가만히 있으면 더 심해진다.
- 움직이려는 충동이나 불쾌한 감각이 움직이면 완화된다.
- 움직이고자 하는 충동이나 불쾌한 감각이 저녁이나 밤에 악화되고, 아침과 낮에는 완화된다.

하지불안증후군 구별하기

하지불안증후군은 성인의 5~10퍼센트, 소아의 2~5퍼센트에 해당할 정도로 생각보다 흔합니다. 여성에서 2배 정도 더 많고 가족력이 있는 경우가 60퍼센트 이상입니다. 환자들에게 "가족 중 어머니나 할머니가 다리를 두드리지 않았나요?"라고 물으면 10명 중 6명에서 그렇다고 답할 정도로 흔하지요.

하지불안증후군은 어떤 질병일까요? 하지불안증후군은 뚜렷한 생물표지자(생명체의 상태를 진단할 수 있는 생화학적, 유전적 표지 분자)가 없이 증상만으로 진단하기 때문에 다른 질환과 혼동되기 쉽습니다. 헷갈리는 질환들은 다음과 같습니다.

1. 하지정맥류

하지불안증후군과 이름이 유사하다는 이유로 헷갈리는 질환입니다. 공통적으로 다리가 불편하니 정맥류 수술을 받는 경우가 꽤 많습니다. 두 질환의 가장 큰 차이는 하지불안증후군은 가만히 있을 때 증상이 심해지고 주로 저녁 시간대에 발생하지만, 하지정맥류는 서 있거나 많이 걸으면 다리가 무거워지고 압통과 통증이 발생하며, 시간에 따른 차이는 없습니다. <u>무엇보다 하지불안증후군은 다리가 불편해도 뇌의 문제이며, 하지정맥류는 다리 정맥 자체의 문제입니다.</u>

2. 허리신경근병

'허리디스크'로 알려진 병입니다. 노년층에서는 허리신경병증에 의한 다리 통증과 하지불안증후군이 겹쳐 있는 경우도 흔해서 구분이 매우 어렵습니다.

3. 말초신경병증이나 산후통

말초신경병증은 말초신경 자체에 염증이 발생한 것으로 약물 부작용, 항암 치료 부작용, 당뇨 합병증, 자가 면역 질환의 영향, 유전성 등 다양한 원인 때문에 발생합니다. 산후통은 출산 이후 손목이나 발목이 아프고 이유 없이 춥거나 더운 증상입니다.

4. 성장통 또는 주의력결핍 과잉행동장애(ADHD)

소아의 경우 성장하면서 나타나는 하지 통증과 구별하기 어려울 수 있습니다. 또한 ADHD 증상으로 잠을 잘 자지 못하고 안절부절 못하는 모습을 보고 오인할 수 있지요.

하지불안증후군이 국내 의학계에 알려진지 20여 년밖에 되지 않아, 의사들도 잘 인지하지 못합니다. 따라서 많은 환자들이 제대로 된 진단을 받지 못한 채 통증 클리닉, 한의원, 혈관외과, 척추관절 병원 등을 돌곤 합니다. 하지불안증후군으로 진단받기까지 평균 15년 이상이 걸린다는 말도 있습니다.

그렇다면 다리가 불편한데 왜 수면 클리닉에 가야 할까요? 하지가 불편하고 불안하지만, 그 원인이 뇌에 있기 때문입니다. 또한 무엇보다도 잠들기 어려운 불면이 하지불안증후군의 가장 대표적인 증상입니다.

뇌의 철분을 충분히 유지하자

하지불안증후군이 생기는 원인은 다양한데, 그중 가장 강력한 가설은 '뇌 철분 결핍설'입니다. 철분은 신경 전달 물질인 뇌의 도파민 조절에 관여합니다. 하지불안증후군에서는 철분 이동에 관여하는 단백질에 이상이 생기고, 철분이 부족해져 도파민의 일주기 변동이 높아집니다.

이로 인해 야간의 도파민 농도가 낮아져서 일시적으로 도파민의 기능이 저하되어 증상으로 이어진다고 추정합니다. 이러한 일주기 변동으로 인해 낮에는 증상이 거의 없거나 덜 하지만 저녁 시간, 특히 자려고 누우면 증상이 시작됩니다.

하지불안증후군 증상이 있긴 하나 심하지 않아 잠들기 어렵지 않다면, 굳이 치료하지 않고 지켜볼 수 있습니다. 주 2회 이상, 중등도 이상의 강도로 잠들기 어려운 불면을 유발한다면, 그때는 약물 치료가 필요합니다.

하지불안증후군은 일단 생기면 평생 지속되며, 주기적으로 심해지다가 약해지기를 반복합니다. 주기는 사람마다 달라서 수년간 증상이 없기도 하고, 수개월 간격으로 증상이 생기기도 합니다. 치료로는 무엇보다 증상을 유발하거나 악화시키는 행동을 피하는 것이 우선입니다. 카페인 음료, 알코올, 니코틴을 완전히 중단해야 합니다. 저녁에 하는 유산소 운동은 다리 불편감을 확실하게 줄여줍니다.

만약 위절제술을 했거나, 생리 양이 많은 여성들은 저장철(Ferritin)이 결핍되어 뇌 철분까지 부족해집니다. 이는 증상의 악화로 이어지므로 철분 보충이 필요합니다. 이러한 치료에도 불면이 지속된다면 약물 치료로 도파민 작용제나 알파2-델타 리간드 약물인 가바펜틴 또는 프레가발린을 저녁 시간에 복용해야 합니다.

연주 씨의 경우 철분 검사를 시행한 결과 혈청 저장철이 10.2ng/ml로 매우 감소되어 있고, 트렌스페린 포화도(TSAT)도 23.9퍼센트로 감소되어 정맥 내 철분주사 1,000밀리그램을 투여했습니다. 아울러 좋아하던 커피도 끊고, 저녁 식후 가벼운 산책을 하고 와서 미지근한 물로 샤워를 하고 취침을 하는 습관을 들인 결과, 도파민 작용제를 먹지 않아도 증상이 조절되어 불면증 없이 잘 지내고 있습니다.

불면증의 원인은 매우 다양하다

제 수면 클리닉을 방문하는 환자의 60퍼센트는 '불면증'을 호소합니다. 하지만 각각의 환자마다 불면증의 원인과 증상은 모두 다르지요.

다음의 표를 한번 살펴보겠습니다. 잠들기 어려운 불면, 즉 '수면개시불면'은 여성 50대부터 급격히 늘어났고, 자주 깨거나 선잠, 야뇨가 있는 상태인 '수면유지불면'은 전 연령에서 여성보다 남성에서 높았습니다. 특히 남성 50대부터 급격히 증가함*을 알 수 있습니다. 절대적 다수를 차지하지요.

우리는 보통 어떤 상황에서 잠을 못 잔다고 생각할까요?

"잠을 못 자요"라고 말하는 환자들의 호소를 자세히 들어보면 다음과 같습니다.

- 잠들기 어렵다.
- 자주 깬다.
- 너무 일찍 깨서 도로 못 잔다.
- 잠들기도 힘들고 자주 깬다.
- 잠은 잤는데, 아침에 피곤하다.

이러한 증상들 중 하나 이상의 증상이 주 3회 이상 발생하고 3개월 이상 지속되면 '만성 불면장애', 즉 불면증으로 진단합니다.

불면증은 다 똑같을까?

불면증은 이렇게 하나의 질환으로 보이지만, 실제는 여러 증상의 집합체입니다. 불면을 일으키는 원인은 다양하며, 연령과 성별에 따라 조금씩 다릅니다.

따라서 불면증이라고 하여 무조건 인지 행동 치료를 하거나, 약물 치료(수면제, 안정제, 항불안제, 항우울제, 멜라토닌 등)를 해

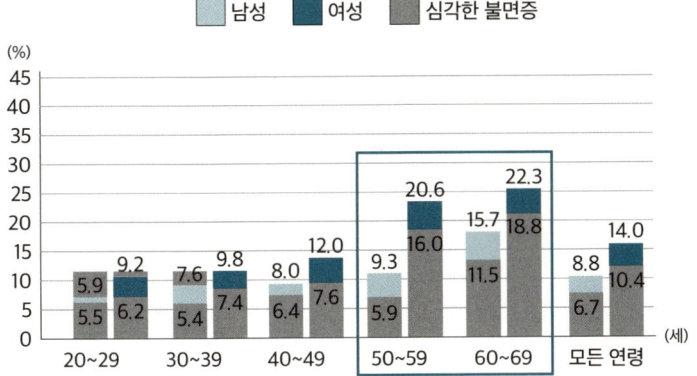

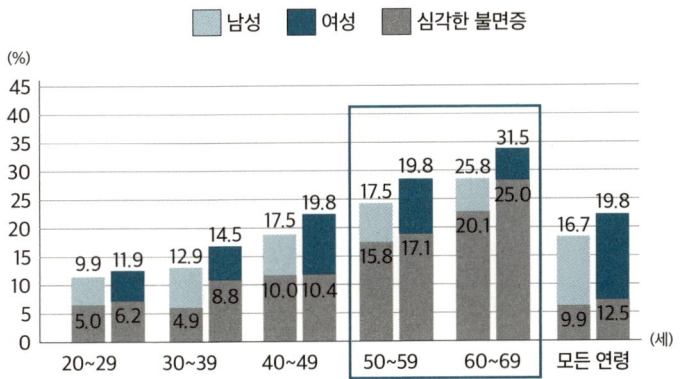

야 한다는 것은 사실이 아닙니다. 불면을 일으키는 원인 질환을 밝혀 그에 적합한 치료를 받는 것이 원칙입니다.

만성 불면증을 유발하는 대표 질환으로 '정신생리성 불면증'이 있습니다. 2017년 개정된 미국질병분류표에서는 빠지고, 대신 '만성 불면장애'로 통합되었으나, 환자와 보호자의 이해를 돕기 위해 정신생리성 불면증이라고 진단명을 붙여 설명하겠습니다. 다음은 만성 불면증을 유발하는 질환을 정리한 것입니다.

1. 정신생리성 불면증

한마디로 뇌가 지극히 예민하여 잠들기 어렵고 자주 깨는 불면입니다. 다른 사람들은 깨지 않을 작은 자극에도 깹니다. 깊은 잠에 들지 못하고 선잠을 자거나, 한번 깨면 도로 잠들지 못합니다.

자려고 누우면 온갖 잡념이 머릿속을 떠나지 않습니다. 원래 예민하고 잠귀가 밝았던 사람이 스트레스를 한번 겪은 후 불면이 악화된 경우가 많고, 여성에게서 더 흔합니다. 불면증에 대한 인지 행동 치료가 가장 효과적입니다.

불면증 치료는 환자의 상황에 맞춰 다음의 다섯 가지의 구성 요소를 적절하게 배합하여 적용합니다. 치료자와 환자 한 명 혹은 다수의 환자 간의 대면 상담이 기본입니다. 기관마다 다르기는 하나, 대체로 1~2주 간격으로 총 4~8 세션을 수행합니다.

- 수면 제한 요법(수면 효율을 위해 침상에 있는 시간을 제한함)
- 자극 조절 요법(잠자리에서 수면에 방해되는 자극을 제거함)
- 이완 요법(긴장을 낮추는 요법)
- 인지 치료(수면에 대한 잘못된 믿음이나, 태도를 교정함)
- 수면위생 요법(수면에 나쁜 환경적 요소나 생활 습관을 교정함)

2. 갱년기 불면증

여성의 수면 편에서 이미 다룬 바 있습니다. 여성 호르몬 부족으로 인해 발생하기 때문에 여성 호르몬 대체 요법이 필요합니다.

3. 수면호흡장애와 연관된 불면증(COMISA)

불면증으로 내원한 남성의 56.3퍼센트, 여성의 34.5퍼센트에서 수면호흡장애가 원인으로 밝혀졌습니다. 상기도 양압기 치료가 우선이며, 금주와 체중 감량도 도움이 됩니다. 양압기 치료 후 수면유지불면 증상은 큰 호전을 보이나, 수면개시불면 증상이나 너무 일찍 깨서 다시 잠들지 못하는 불면은 지속되기도 합니다. 이에 대한 추가적인 치료가 필요할 수 있습니다.

4. 하지불안증후군 또는 주기적 다리떨림증에 의한 불면증

두 질환을 유발하거나 악화시키는 요인을 제거하는 비약물 치료가 우선이며, 그럼에도 증상이 심하면 약물 치료를 병행합니다.

잠에 예민한 사람을 위한 치료법

　52세 호정 씨는 가정주부입니다. 잠들기 어렵고 자주 깨는 불면으로 클리닉을 방문했습니다. 최근 남편이 갑작스럽게 퇴직을 하면서 생긴 경제적인 어려움과 자녀의 학업 문제, 치매에 걸린 시부모님을 돌보는 힘든 나날을 보내고 있습니다.
　1년 전 완경 후 갱년기 증상으로 안면 홍조가 시작되었지만 여성 호르몬 대체 요법은 받고 있지 않습니다. 잠드는 데 1시간 이상이 걸리고, 하루에 5시간도 못 잔다고 느낍니다. 낮에 졸리지는 않지만 늘 피곤하고 기억력이 현저하게 떨어져서 걱정입니다.

수면 의사는 다음과 같이 면담과 검사 결과를 토대로 불면증의 원인을 추정하여 환자 맞춤형 치료 계획을 수립합니다.

1. 사전 정보

불면 전 수면 기질	원래 예민하고 잠귀가 밝은 편
불면 악화 요인	남편과의 갈등
현재 스트레스 원인	배우자의 퇴직으로 인한 경제적 어려움, 자녀 학업에 대한 걱정, 치매 시부모님 봉양
심리상태	우울, 불안, 초조
갱년기 증상	폐경, 안면 홍조, 호르몬 복용 안함
음주량, 카페인음료 일일 섭취량	술, 커피는 전혀 하지 않음
운동	하지 않음
동반질환	없음
수면제 포함 복용약물	졸피뎀 5mg 간헐적으로 복용
수면환경 정보: 베드파트너, 소음/밝기/온도/습도	남편의 심한 코골이로 잠에 방해 침실로 새어 들어오는 외부 불빛 (빛공해)

2. 수면 습관

	주중(업무일)	주말(휴일)
약 먹는 시각	(-)	(-)
침대에 들어가는 시각	23:00	23:00
수면 잠복기	60분	60분
침대에서 나오는 시각	6:00	6:00
추정 수면 시간	5시간	5시간
낮잠	(-)	(-)

3. 수면 증상 질문지

	네	아니오
1. 잘 때 코골이가 있습니까?		✓
2. 자는 도중 잠깐 숨 멈추는 증상을 다른 사람이 본 적이 있습니까?		✓
3. 밤에 자다가 2회 이상 깨서 화장실에 갑니까?	✓	
4. 잠들기가 어렵습니까?	✓	
5. 깊은 잠을 못 자고 선잠을 잡니까?	✓	
6. 잠꼬대를 합니까?		✓
7. 자다가 꿈 속의 행동을 그대로 합니까?		✓
8. 예전보다 낮잠이 늘었습니까?		✓
9. 자다가 쥐가 나거나 팔 다리가 아파서 깹니까?		✓

4. 주간 졸림증 자가진단

아래의 상황들에서 당신은 어느 정도나 졸음을 느낍니까?	전혀 졸리지 않다 0	가끔 졸리다 1	종종 졸리다 2	자주 졸리다 3
1. 앉아서 책(신문, 잡지, 서류 등)을 읽을 때	0			
2. 텔레비전을 볼 때	0			
3. 공공장소(모임, 극장 등)에서 가만히 앉아 있을 때		1		
4. 1시간 정도 계속 버스나 택시를 타고 있을 때	0			
5. 오후 휴식시간에 편안히 누워 있을 때		1		
6. 앉아서 누군가와 대화를 하고 있을 때		1		
7. 점심식사 후 조용히 앉아 있을 때 (반주를 곁들이지 않은)	0			
8. 차를 운전하고 가다가(혹은 보조석에 앉아서 가다가) 교통 체증으로 몇 분간 멈추어 서 있을 때	0			
총점				3

10점 미만: 정상 범위
10점 이상: 주간 졸림증이 있음

14~18점: 중등도의 주간졸림증
19점 이상: 심한 주간졸림증이 있음

5. 불면증 자가진단

지난 2주 동안 귀하의 불면증 문제의 심한 정도에 대해 선택해 주시기 바랍니다.	전혀 없다 0	약간 1	중간 정도 2	심하다 3	매우 심하다 4
잠들기 어렵다				✓	
잠을 유지하기 어렵다(자주 깸)				✓	
쉽게 깬다			✓		
현재 수면패턴에 대해 얼마나 만족하고 계십니까?				✓	
경험하는 수면 장애가 일상기능을 어느 정도로 방해한다고 생각하십니까?				✓	
삶의 질 저하 측면에서 귀하의 수면 장애를 다른 사람이 얼마나 쉽게 알아차릴 수 있다고 생각하십니까?	✓				
현재 수면 장애에 관하여 얼마나 걱정하고 계십니까?				✓	
총점			17		

0~7점: 유의할 만한 불면증 없음
8~14점: 약간의 불면증 경향이 있음
15~21점: 중등도의 불면증 있음
22-28점: 심한 불면증이 있음

6. 우울증 자가 평가

우울증 지수(BDI-II)는 24(0~9: 정상, 10~15: 가벼운 우울, 16~25: 중등도 우울, 26~63: 심한 우울)로 중등도의 우울이 있습니다.

7. 활동기록기

활동기록기로 확인한 평균 수면 시간은 평균 5.5시간이며 수면 주기는 비교적 규칙적입니다.

8. 수면다원검사 결과

호정 씨의 수면다원검사 결과는 이렇습니다. 수면 잠복기는 40분(정상: 10~30분)으로 조금 길고, 깊은 잠인 논렘 3단계 수면이 5퍼센트 이내(정상: 10퍼센트 이상)이며, 얕은 잠인 논렘 1단계 수면이 19퍼센트(정상: 10퍼센트 이내)를 차지합니다. 각성 지수가 시간당 25회(정상: 시간당 10회 미만)로 매우 높았는데, 대부분 자발적 각성입니다. 수면호흡장애나 주기적 다리떨림증은 정상 범주였습니다.

높은 각성도와 낮은 수면 욕구를 치료해야 한다

이를 종합하여 내린 호정 씨의 주요 불면은 정신생리성 불면증이긴 하나 우울증과 갱년기 불면증도 동반된 것으로 보입니다. 불면증의 인지 행동 치료와 함께 우울증과 갱년기 장애 치료도 겸해야 합니다.

호정 씨의 정신생리성 불면증은 높은 뇌 각성도와 낮은 수면 욕구 때문으로 판단되었습니다. 비정상적으로 높은 뇌 각성도를 낮추기 위해서 취침 전 명상 그리고 심신을 편하게 하는 음악을 듣는 '이완 요법'을 추천했습니다. 침실이 수면만을 위한 공간임을 뇌 속으로 인지시키기 위하여 침대에서 스마트폰을 보는 습관을 중단하도록 했습니다.

눕기만 하면 잡념과 걱정이 머릿속을 맴돌아 잠들지 못하는 호정 씨에게 침대 밖으로 나와 침실 내 책상에 앉아 걱정 노트 쓰기를 권유했습니다. 걱정과 근심을 글자로 써 내려가다 보면 생각도 정리되고 마음도 안정됩니다. 그때 다시 침대로 가서 잠을 청합니다. 모두 '자극조절법'에 해당합니다.

낮은 수면 욕구를 높이기 위한 가장 좋은 방법은 활동량을 획기적으로 늘리고 오전 햇빛 노출량을 늘리는 것입니다. 오전과 오후 모두 공원에 나가 빠르게 걷는 운동을 각각 1시간씩 하고, 자가용 대신 대중교통을 이용하는 습관을 들여 생활 속 활동량을 늘리도록 격려했습니다.

무엇보다 호정 씨의 경우 갱년기 증상으로 인한 수면개시 불면도 문제가 되므로 적극적으로 '여성 호르몬 대체 요법'을 시작하도록 했습니다. 항우울제와 항불안제 복용을 시작하여 우울감을 호전시킬 뿐만 아니라, 잠들기 쉽게 하고자 했습니다.

수면에 적합한 '침실 환경 조성'도 필요했습니다. 예민한 불면증 환자들은 남들에게는 미미한 소음과 빛 자극도 신경이 쓰입니다. 호정 씨 침실은 야간 시간에도 외부에서 비치는 인공조명 때문에 그다지 어둡지 않았습니다. 암막커튼을 달아서 밤 시간에는 깜깜하게 만들고, 실내 조명도 백색 LED에서 주황색 스탠드로 교체했습니다. 남편의 코골이를 적극적으로 치료하여 조용하고 안락한 수면 환경을 조성할 수 있도록 격려했습니다.

호정 씨는 의료진의 권고를 적극적으로 받아들여서 이완요법과 자극조절법을 실천에 옮겼습니다. 침대에 들어갈 때 늘 갖고 있던 스마트폰을 침실 밖에 두었고, 침대 옆 공간을 마련하여 취침 전 명상과 심호흡을 통해 긴장을 해소했으며 걱정 노트를 작성하여 침대에서는 편안하게 잠을 잘 수 있는 마음가짐을 가질 수 있도록 노력했습니다.

또한 잠에 관한 과도한 기대(한 번도 깨지 않고 푹 자야 한다)와 걱정(7시간을 못 자면 치매가 걸리는 게 아닌가)을 줄였고, 운동도 열심히 했습니다. 여성 호르몬 대체 요법과 항우울제 복용도 시작했습니다.

그렇게 3개월이 지나자 잠드는 것이 훨씬 수월하고 덜 깨게 되어 하루에 2~3회 이상 가던 화장실 가는 횟수도 줄었습니다. 잠이 편안해지니, 맘도 편하고 기분도 좋아져서 가족과의 갈등도 줄어들었고 화목한 가정으로 돌아갔습니다.

스트레스는
수면에도 치명적이다

 58세 영애 씨는 보험설계사로 일하는 활발한 여성입니다. 주변 친구들의 갱년기 증상을 보고 걱정이 많았으나, 53세에 겪었던 완경도 갱년기 증상 없이 잘 지나갔는데, 2년 전 남편의 외도를 목격하고 극심한 스트레스를 겪으면서 불면증이 발생했습니다.

 당시 개인 병원에서 항우울제와 졸피뎀을 처방받아 먹었으나, 다음날 두통과 무기력증이 심하여 스스로 약물을 중단했습니다.

 1년 전 남편과 화해를 하면서 분노와 스트레스가 거의 없어졌는데, 불면증은 지속되고 오히려 더 나빠지는 거 같아 걱정되기 시작했습니다. 다시 졸피뎀을 반 알씩 매일 복용 중이지만 먹을 때마다 갈등이 큽니다.

영애 씨는 불면증이 생기기 전에는 밤 11시부터 아침 6시까지 중간에 깨지도 않고 잘 잤습니다. 하지만 불면증이 생긴 후에는 늦은 시간에도 잠이 오지 않으니 아예 밤 9시에 졸피뎀 반 알을 먹고 침대에 들어가 눕습니다. 잠들기까지 2시간 이상이 걸리고 밤새 자다 깨다를 반복하다가 아침 8시에 매우 피곤한 상태로 일어납니다. 11시간 이상을 침대에 누워 있기는 하나 실제 1~2시간밖에 못 잔다고 느낍니다. 화장실도 2시간 간격으로 밤새 들락거립니다.

주중에 잠을 못 자니, 주말에도 잠을 보충해야겠다는 생각으로 휴일 내내 하루 종일 누워 있습니다. 낮에도 머리가 멍하고 기력도 너무 없습니다. 기억력도 많이 떨어져서 고객의 이름이나 중요 행사를 잊어버리고 보험설계사 업무에도 차질이 많습니다. 잠을 이렇게 못자니 치매나 다른 질병에 걸릴까 봐 걱정을 하고 있었습니다.

다음에 나오는 내용은 영애 씨의 면담과 검사 결과입니다.

1. 사전정보

불면 전 수면 기질	원래 잘 잤음
불면 악화 요인	남편의 외도
현재 스트레스 원인	불면증과 그 후유증을 걱정함
심리상태	우울감
갱년기 증상	폐경, 갱년기 증상 없었음. 호르몬 복용 안함
음주량, 카페인 음료 일일 섭취량	술은 안 마시고, 커피 아침 1잔
운동	매일 1시간씩 걸었으나 불면증 발생 후 중단함
동반질환	고혈압, 고지혈증 약물 복용 중
수면제 포함 복용약물	졸피뎀 5mg 매일 복용
수면환경 정보: 수면 파트너, 소음/밝기/온도/습도	혼자 잠, 수면에 안락한 침실 환경

2. 수면 습관

	주중(업무일)	주말(휴일)
약 먹는 시각	21:00	20:00
침대에 들어가는 시각	21:00	20:00
잠드는데 걸리는 시간	2시간 이상	3시간 그 이상
침대에서 나오는 시각	8:00	10:00
추정 수면 시간	1-2시간	1-2시간
낮잠	(-)	하루 종일 누워 있으면서 깜빡 조는 것 같기도 함

3. 수면 증상 질문지

	네	아니오
1. 잘 때 코골이가 있습니까?		✓
2. 자는 도중 잠깐 숨 멈추는 증상을 다른 사람이 본 적이 있습니까?		✓
3. 밤에 자다가 2회 이상 깨서 화장실에 갑니까?	✓	
4. 잠들기가 어렵습니까?	✓	
5. 깊은 잠을 못 자고 선잠을 잡니까?	✓	
6. 잠꼬대를 합니까?		✓
7. 자다가 꿈 속의 행동을 그대로 합니까?		✓
8. 예전보다 낮잠이 늘었습니까?		✓
9. 자다가 쥐가 나거나 팔 다리가 아파서 깹니까?	✓	

4. 주간 졸림증 자가진단

아래의 상황들에서 당신은 어느 정도나 졸음을 느낍니까?	전혀 졸리지 않다 0	가끔 졸리다 1	종종 졸리다 2	자주 졸리다 3
1. 앉아서 책(신문, 잡지, 서류 등)을 읽을 때				1
2. 텔레비전을 볼 때				2
3. 공공장소(모임, 극장 등)에서 가만히 앉아 있을 때				1
4. 1시간 정도 계속 버스나 택시를 타고 있을 때				1
5. 오후 휴식시간에 편안히 누워 있을 때				1
6. 앉아서 누군가와 대화를 하고 있을 때				1
7. 점심식사 후 조용히 앉아 있을 때 (반주를 곁들이지 않은)				0
8. 차를 운전하고 가다가(혹은 보조석에 앉아서 가다가) 교통체증으로 몇 분간 멈추어 서 있을 때				0
총점				7

10점 미만: 정상범위
10점 이상: 주간 졸림증이 있음
14~18점: 중등도의 주간졸림증
19점 이상: 심한 주간졸림증이 있음

5. 불면증 자가진단

지난 2주 동안 귀하의 불면증 문제의 심한 정도에 대해 선택해 주시기 바랍니다.	전혀 없다 0	약간 있다 1	중간 정도 2	심하다 3	매우 심하다 4
잠들기 어렵다			✓		
잠을 유지하기 어렵다(자주깸)			✓		
쉽게 깬다			✓		
현재 수면패턴에 대해 얼마나 만족하고 계십니까?				✓	
경험하는 수면 장애가 일상기능을 어느 정도로 방해한다고 생각하십니까?			✓		
삶의 질 저하 측면에서 귀하의 수면 장애를 다른 사람이 얼마나 쉽게 알아차릴 수 있다고 생각하십니까?				✓	
현재 수면 장애에 관하여 얼마나 걱정하고 계십니까?				✓	
총점			17		

0~7점: 유의할 만한 불면증 없음
8~14점: 약간의 불면증 경향이 있음
15~21점: 중등도의 불면증 있음
22-28점: 심한 불면증이 있음

6. 우울증 자가 평가

우울증 지수(BDI-II)는 13점(0~9: 정상, 10~15: 가벼운 우울, 16~25: 중등도 우울, 26~63: 심한 우울)으로 가벼운 우울이 있습니다.

7. 활동기록기

영애 씨의 활동기록기 데이터를 보니, 취침과 기상 시간이 매우 불규칙하고 수면 시간도 들쭉날쭉했습니다. 침상에 머무는 시간은 평균 9시간 이상으로 관찰되었으나, 영애 씨는 한숨도 못 잔 날이 주 2~3회는 된다고 했습니다.

8. 수면다원검사 결과

영애 씨의 수면다원검사에서는 잠드는 데 걸리는 시간이 5분(정상: 10~30분)으로 오히려 정상보다 짧았습니다. 그러나 곧 깨어나 자다 깨다를 계속 반복했습니다. 깊은 잠인 논렘 3단계 수면은 전혀 나오지 않았고(정상: 10퍼센트 이상), 얕은 잠인 논렘 1단계 수면이 33퍼센트(정상: 10퍼센트 이내)로 매우 많았습니다.

렘수면과 논렘 2단계 수면도 정상보다 현저히 낮았습니다. 수면 무호흡-저호흡 지수는 시간당 10.5회(정상 5회 미만)로 약간 높았지만, 대부분 각성과 연관된 저호흡으로 산소포화도는 모두 90퍼센트 이상 정상으로 유지되었습니다. 각성 지수도 시간 당 16.3회(정상: 시간당 10회 미만)로 높았고, 대부분 저호흡과 관련된 각성이었습니다.

이를 종합하면 내린 영애 씨의 불면도 '정신생리성 불면증'입니다. 그러나 앞 사례인 호정 씨와는 양상이 조금 다릅니다. 영애 씨는 심한 스트레스로 인해 '급성 불면증'이 생겼고, 이후 수면에 대한 잘못된 믿음(잠을 이렇게 못자니 치매나 다른 질병에 걸릴 것이다)과 태도(잠을 잘 못 잤으니, 더 오래 누워 있어야겠다)로 인해 뇌가 매우 예민해져서 수면 중 경미한 호흡 저하와 같은 내적, 외적 자극에 의해서도 계속 깨는 과각성이 더 악화된 것으로 보입니다.

수면다원검사에서 관찰된 수면호흡장애는 불면증 원인이라기보다는 오히려 불면증의 결과로 보입니다. 영애 씨도 불면증의 인지 행동 치료가 가장 도움이 될 것으로 보이며, 특히 엄격한 수면제한법이 필요합니다.

불면증 환자들의
흔한 오류

 불면증 환자들이 하는 가장 흔한 오해 중 하나는 오래 누워 있을수록 잠을 많이 잘 수 있을 것이라는 믿음입니다. 잠을 못 자니 피곤하여 더 누워 있으려고 하는 이유도 있지요.

 하지만 절대 그렇지 않습니다. 침상에 누워 있는 시간이 길수록, 거꾸로 깊은 잠은 줄어들고 더 자주 깨서 선잠을 자게 됩니다. 정말 신기하게도 누워 있는 시간을 줄일수록 중간에 깨거나 깨서 도로 못 자는 시간이 줄어들어 잠의 효율이 올라갑니다.

취침과 기상 시간, 기준을 정하는 것이 중요하다

그렇다면 수면제한법은 어떻게 해야 성공할까요? 무조건 침상에 머무는 시간을 줄이기는 어렵습니다. 설정 기준이 필요합니다.

처음에는 잘 잤을 당시의 수면 시간대로 돌아가는 방법이 제일 좋습니다. 앞에 나온 영애 씨는 현재 침상에 머무는 시간이 9시간 이상으로 매우 깁니다. 실제 자는 시간은 2시간이라고 느끼니, 체감 수면 효율(2/9×100)은 22.2퍼센트로 매우 낮습니다(정상: 85퍼센트 이상).

따라서 불면증이 없고 잘 잤을 때의 시간대인 23:00~07:00(8시간)으로 침상에 머무는 시간을 줄여보고 그럼에도 불면이 호전이 없다면 30~60분 간격으로 시간을 줄여나가면 됩니다. 영애 씨는 2주간 침상에 머무는 시간을 23:00~07:00로 시도했으나, 여전히 잠들기 어렵고 자주 깬다고 호소하여, 다시 24:00~07:00(7시간)부터 시도해 보기로 했습니다.

하지만 여기에는 원칙이 있습니다. <u>기상 시간을 정했으면 아무리 못 잤다고 느껴도 그 시간에 반드시 일어나야 합니다. 알람 시계에 의존해서라도 제시간에 일어나서 하루 일과를 시작해야만 그날 밤 제시간에 잘 수 있습니다.</u> 불면증 환자들은 정한 시간에도 잠이 오지 않아 제시간을 못 지키는 경우가 많습니다. 그렇다 할지라도 기상 시간은 반드시 지켜야 그날 밤 약속한 시간에 잘 수 있습니다.

영애 씨는 침상에 머무르는 시간을 7시간으로 줄인 후 약을 먹지 않아도 30분 정도 안에 잠드니 좋아진 것 같다고 말했습니다. 다만, 중간에 깨는 것과 다시 못 자는 시간이 1시간 정도 되는 것은 여전하다고 했습니다. 이에 다시 24:00~06:00로 침상에 머무는 시간을 6시간으로 줄였고, 갑작스럽게 줄어든 수면 시간으로 피곤함을 느낄 수 있는 낮 시간에 12:00~14:00 사이 20분 이내의 짧은 낮잠을 자도록 했습니다.

피곤함과 졸림은 다릅니다. 피곤함은 에너지가 적은 상태이고 졸림은 깨어 있기 어려운 상태입니다. 피곤하다고 누워만 있지 않는 것이 가장 중요합니다. 시간 맞춰 자려고 누웠지만 잠이 오지 않거나 중간에 깨서 못 자면, 침대에서 나와 졸릴 때까지 다른 일을 하는 것이 자극조절법 중 하나입니다.

잠에 대한 과도한 기대나 걱정을 하지 않는다

그럼 환자들은 "도대체 그 시간에 침대에서 나와 무엇을 해야 하나요?"라고 질문하지요. 제가 제안하는 방법은 침대 옆 작은 책상을 마련하는 것입니다. 잠이 오지 않으면 가차 없이 침대에서 빠져나와서 그 책상 앞에 앉습니다. 책상에서 음악을 듣거나 책을 읽으면서 시간을 보내야 합니다. 중요한 점은 절대로 실내 전체 조명을 밝게 하지 않아야 합니다. 책상 위 주황빛 스탠드만 켠 상태여야 수면 유도 호르몬인 멜라토닌 분비 억제를 최소화할 수 있습니다. 그러다 졸리면 도로 침대에 들어가 잠을 청합니다.

잠에 대한 과도한 기대와 걱정을 줄이는 인지 교육도 필요합니다. 영애 씨가 갖고 있는 과도한 기대(잠은 적어도 8시간 이상은 자야 한다, 중간에 깨지 않고 8시간 내내 자는 게 좋다)는 오히려 잘못된 수면 습관(실제 자는 시간보다 오래 누워 있기, 주말에 하루 종일 누워 있기)로 이어져서 불면을 악화시켰습니다.

영애 씨는 58세인 완경 후 여성입니다. 7~8시간의 수면 시간 동안 한 번도 깨지 않는 것은 연령에 맞지 않는 과도한 기대입니다. 불면증 전에는 잘 잤다고 호소하지만, 기억의 왜곡일 가능성이 높습니다. 그런 날이 있고 아닌 날도 있었을 테지만, 당시에는 그다지 본인의 잠에 신경 쓰지 않았을 것입니다.

하지만 불면증 환자가 된 현재 모든 신경을 잠에만 쏟고 있기 때문에 매일 수면 시간을 확인하고 신경을 쓰게 됩니다. 깊은 잠을 얼마나 잤을지, 꿈이 많은데 잘 못 잔 것은 아닌지 걱정하며 초조해합니다.

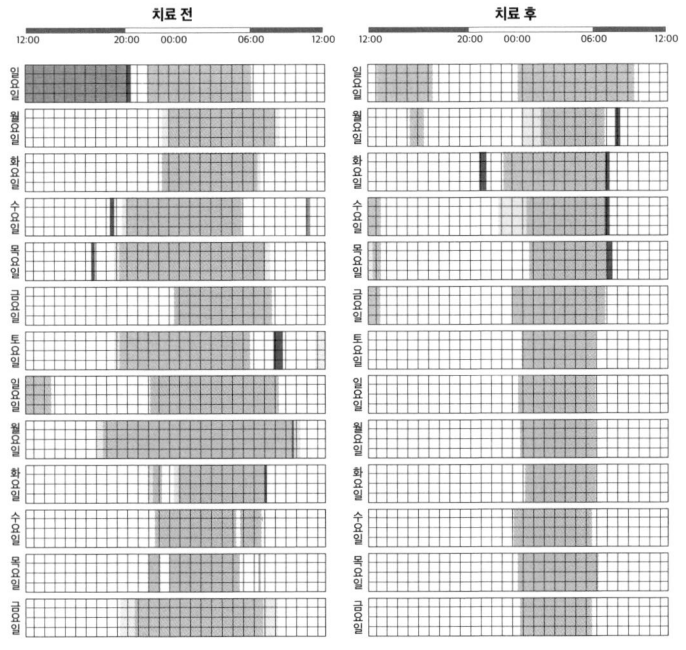

치료 전과 후 비교

수면 제한과 자극 조절, 인지 교육을 받은 영애 씨의 수면은 많이 좋아졌습니다. 위의 표를 참고해 보면 치료 전과 후의 수면 상태가 확연히 달라졌다는 것을 알 수 있지요. 치료 전에는 잠드는 시간과 일어나는 시간이 매일 달랐습니다. 하지만 꾸준히 치료를 진행하자 점점 잠드는 시간과 일어나는 시간이 비슷해졌고, 영애 씨만의 수면 패턴이 정해졌습니다.

치료 시작한 첫 2~3주는 갑자기 줄어든 침상에 머무는 시간으로 몸이 피곤하여 힘들어했지만 의지를 갖고 견디니 할 만 해졌다고 합니다. 그동안 쉬었던 걷기 운동도 다시 시작했고 보험설계사 일도 열심히 하게 되니 삶의 활력을 되찾아 즐겁게 지내고 있습니다.

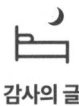

감사의 글

 '잠을 못 자겠다', '자다가 숨이 막히고 코를 곤다', '수면 중 이상 행동을 한다', '낮에 너무 피곤하고 졸리다', '기억력이 떨어지고 집중이 안 된다' 등 수면 클리닉을 찾는 분들의 호소는 매우 다양합니다. 하지만 진단되는 실제 수면 질환명은 10개가 채 넘지 않습니다.

 수면 질환을 치료하면서 건강한 잠을 찾아가는 최적의 치료 과정은 사람마다 조금씩 다릅니다. 저는 이 책에서 우리가 추구할 '건강한 잠'은 연령마다, 상황마다 다르기 때문에 개인별 맞춤형 치료가 필요함을 강조하고자 했습니다. 만약 저의 의도가 독자들에게 제대로 전달되지 않았다면, 모두 저의 미숙한 필력 탓입니다.

  이 책을 완성할 수 있도록 지지해 준 사랑하는 남편과 딸, 부모님께 감사드립니다. 그분들이 없었다면 저는 현재 이 자리에 있을 수 없겠지요.

  마지막으로 책의 내용을 채워 주신, 제게 수면장애가 무엇인지 가르쳐 주신 수많은 제 환자분들께 감사의 마음을 전합니다. 더 나은 의사가 되겠습니다.

참고 문헌

6p
- Galbiati A et al., The risk of neurodegeneration in REM sleep behavior disorder: A systematic review and meta-analysis of longitudinal studies, Sleep Med Rev, 2019 Feb:43:37-46.

28p
- Sleep is of the brain, The brain and for the brain Hobson JA Nature, 2005:437:1254–1256.

31p
- Maquet P. J., Functional neuroimaging of normal human sleep by positron emission tomography, Sleep Res, 2000;9:207-31.

45p
- Joo EY, Yoon CW, Koo DL, Kim D, Hong SB, Adverse effects of 24 hours of sleep deprivation on cognition and stress hormones, J Clin Neurol, 2012 Jun;8(2):146-50.

48p
- JR Winer et al., Association of Short and Long Sleep Duration With Amyloid-β Burden and Cognition in Aging, JAMA Neurol, 2021;78:1187-1196.

51p
- Choi SJ, Lee SI, Joo EY, Habitual Alcohol Consumption and Metabolic Syndrome in Patients with Sleep Disordered Breathing, PLoS One, 2016 Aug 18;11(8):e0161276.

56p
- Kim D, Jo H, Choi SJ, Joo EY, Effect of Light Emitted by Smartphones at Bedtime on Circadian Rhythm and Sleep: Is It Different between Day Worker and Shift Worker?, J Sleep Med, 2021;18(1):29-36.

58p
- 1. Park HR, Choi SJ, Jo H, Cho JW, Joo EY, Effects of Evening Exposure to Light from Organic Light-Emitting Diodes on Melatonin and Sleep, J Clin Neurol, 2020 Jul;16(3):401-407.
  2. Jo H, Park HR, Choi SJ, Lee SY, Kim SJ, Joo EY, Effects of Organic Light-Emitting Diodes on Circadian Rhythm and Sleep, Psychiatry Investig. 2021 May;18(5):471-477.

73p
- Wittmann M, et al., Social jetlag: misalignment of biological and social time, Chronobiol Int, 2006.

76p
- Roenneberg T, et al., A marker for the end of adolescence, Curr Biol.

80p
- Chronotype in college science students is associated with behavioral choices and can fluctuate across a semester, Chronobiology International, 2023.

118p
- 1. Human 24-Hour Circadian Rhythm National Sleep Foundation, 2007.
  2. Dingus, T.A., Neale, V.L., Garness, S., Hanowski, R., Keisler, A., Lee, S., et al., Impact of sleeper berth usage on driver fatigue: final report(Contract No. DTFH61-96-C-00068), Washington, DC: Federal Motor Carrier Safety Administration, 2002.
  3. Stutts, J.C., Wilkins, J.W., and Vaughn, B.V., Why do people have drowsy driving crashes? Input from drivers who just did, Falls Church, VA: AAA Foundation for Traffic Safety, 1999.
  4. Williamson, A., Feyer, A., and Friswell, R., The impact of work practices on fatigue in long distance truck drivers, Accident Analysis and Prevention, 1996, 28(6): 709–719.

122p
- 1. Raymann RJEM, Swaab DF, Van Someren. Brain, 2008 Feb;131(Pt 2):500-13.
  2. Raymann RJ, Van Someren EJ., Sleep, 2008 Sep;31(9):1301-9.
  3. 매슈 워커, 우리는 왜 잠을 자야 할까, 2019, P 394-397.

144p
- Johns MW., A new method for measuring daytime sleepiness: the Epworth Sleepiness Scale, Sleep, 1991; 14: 50-55

145p
- Bastien CH, Vallières A, Morin CM., Validation of the Insomnia Severity Index as an outcome measure for insomnia research, Sleep Med, 2001;2:297–307.

149p
- Mallampati SR, Gatt SP, Gugino LD, Desai SP, Waraksa B, Freiberger D, Liu PL, A clinical sign to predict difficult tracheal intubation: A prospective study Can Anaesth Soc J 1985; 32:429–34.
- ** Ha S, Choi SJ, Lee S, Wijaya RH, Kim JH, Joo EY, Kim JK, Predicting the Risk of Sleep Disorders Using a Machine Learning-Based Simple Questionnaire: Development and Validation Study, J Med Internet Res, 2023 Sep 21;25:e46520.

165p
- Burgard SA et al., Gender and Time for Sleep among U.S. Adults, Am Sociol Rev, 2013 Feb;78(1):51-69.

171p
- 1. 김보미 등, 가정의학회지. 2008;29:108-113.
  2. Bancroft J, Bäckström T., Premenstrual syndrome, Clin Endocrinol, 1985.
  3. Reid RL, Yen SS., Premenstrual syndrome, Am J Obstet Gynecol, 1981.
  4. Pearlstein T, Premenstrual syndrome, Psychiatr Clin North Am, 1998.
  5. S. et al., Sleep and Premenstrual SyndromeJehan, J. Sleep Med. Disord, 2016.
  6. Conzatti M. et al., Sleep quality and excessive daytime sleepiness in women with Premenstrual Syndrome, Gynecol. Endocrinol, 2021.

189p
- Salari N, et al., Global prevalence of sleep disorders during menopause: a meta-analysis, Sleep Breath, 2023.

191p
- Arjoribanks J, Farquhar C, Roberts H, Lethaby A, Lee J., Long-term hormone therapy for perimenopausal and postmenopausal women, Cochrane Database Syst Rev, 2017(1): CD004143.
- - Hormone Therapy: Benefits & Risks, The North American Menopause Society, 2023.

201p
- Borbély AA, A two-process model of sleep regulation. Hum Neurobiol, 1982, 1:195-204.

214p
- Sabia S et al., Association of sleep duration in middle and old age with incidence of dementia, Nat Commun 2021 Apr 20;12(1):2289.

219p
- Chung YH, Kim JR, Choi SJ, Joo EY PLoS One., Prevalence and predictive factors of nocturia in patients with obstructive sleep apnea syndrome: A retrospective cross-sectional study, 2022 Apr 27;17(4):e0267441.

224p
- Kang SH, Yoon IY, Lee SD, Han JW, Kim TH, Kim KW., REM sleep behavior disorder in the Korean elderly population: prevalence and clinical characteristics, Sleep, 2013 Aug 1;36(8):1147-52.

225p
- Galbiati A, et al., The risk of neurodegeneration in REM sleep behavior disorder: A systematic review and meta-analysis of longitudinal studies, Sleep Med Rev, 2019 Feb:43:37-46.

243p
- Dodds S, et al., Mortality and morbidity in obstructive sleep apnoea-hypopnoea syndrome: results from a 30-year prospective cohort study, ERJ Open Res, 2020 Sep 14;6(3):00057-2020.

251p
- YW Cho et al., Epidemiology of insomnia in korean adults: prevalence and associated factors, J Clin Neurol, 2009 Mar; 5(1):20-23.

찾아보기

ㄱ

가짜 허기, 114-116쪽
간헐적 단식, 113쪽
갱년기 불면증, 195-197쪽, 258쪽, 264쪽
걱정 노트, 37쪽, 126-127쪽, 184-185쪽, 265-266쪽
과각성, 181쪽, 185쪽, 273쪽
기분 장애, 47쪽, 86-87쪽, 170쪽, 189쪽, 211쪽

ㄴ

논렘수면 1단계, 29-32쪽, 55쪽, 201쪽
논렘수면 2단계, 30쪽, 32쪽, 55쪽
논렘수면 3단계, 29-32쪽, 39쪽, 55쪽

ㄷ

다리 경련, 88-90쪽, 178쪽, 180쪽

ㄹ

렘수면, 24쪽, 26-27쪽, 31-32쪽, 34-37쪽, 40쪽, 51쪽, 55쪽, 148쪽, 158-160쪽, 208쪽, 225-229쪽, 272쪽
렘수면 행동장애, 26-27쪽, 148쪽, 225-228쪽

ㅁ

만성 불면증, 181쪽, 197-198쪽, 256-257쪽
말람피티 분류, 148쪽
말초신경병증, 250쪽
멜라토닌, 40쪽, 56-59쪽, 84쪽, 91쪽, 104-150쪽, 110쪽, 142쪽, 169쪽, 173쪽, 202-204쪽, 228쪽, 256쪽, 277쪽
몽유병, 215쪽

ㅂ

방추파, 30쪽
백색 소음, 107-108쪽

ㅅ

사건 수면, 225쪽
사회적 시차, 73-74쪽, 79쪽, 96-98쪽
생체시계, 99-104쪽, 203-204쪽
수면개시불면, 254쪽, 258쪽, 265쪽
수면위생, 122쪽, 142쪽, 258쪽
수면유지불면, 254쪽, 258쪽
시교차 상핵, 100쪽, 103쪽

ㅇ

아밀로이드 베타, 46쪽, 48쪽
악몽, 34-38쪽, 136쪽, 140쪽

알츠하이머 치매, 24쪽, 48쪽, 215쪽
야뇨, 170쪽, 176쪽, 178쪽, 218쪽, 211쪽, 222쪽, 239쪽, 254쪽
월경전증후군, 170쪽, 173-177쪽

ㅈ

자동형 양압기, 244쪽
잠꼬대, 21쪽, 26-27쪽, 88쪽, 136쪽, 143쪽, 224쪽
전진수면위상증후군, 47쪽, 76쪽
정신생리성 불면증, 25쪽, 257쪽, 264쪽, 272쪽
졸피뎀, 195쪽, 215쪽, 220쪽, 222쪽, 261쪽, 267쪽, 268쪽
지연수면위상증후군, 71쪽, 76쪽, 85쪽, 160쪽

ㅊ

청색광, 58-59쪽

ㅋ

카페인, 36쪽, 53-55쪽, 80-82쪽, 118-119쪽, 130쪽, 139쪽, 175쪽, 177쪽, 220쪽, 252쪽
크로노타입, 69-70쪽, 72-82쪽, 84쪽, 169쪽, 175쪽

ㅌ

통잠, 180-181쪽

ㅍ

폐쇄성 수면무호흡증, 154-155쪽, 158쪽, 239쪽, 243쪽

ㅎ

하지불안증후군, 25쪽, 147쪽, 170쪽, 179-180쪽, 247-252쪽, 259쪽
하지정맥류, 170쪽, 180쪽, 249쪽
호르몬 대체 요법, 192-193쪽, 196-198쪽, 258쪽, 260쪽, 265-266쪽
활동기록기, 66쪽, 95-96쪽, 151쪽, 160쪽, 208쪽, 211쪽, 271쪽